AUTISMO NO ADULTO

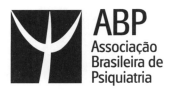

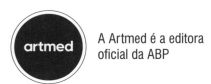

A Artmed é a editora oficial da ABP

NOTA

A medicina é uma ciência em constante evolução. À medida que novas pesquisas e a própria experiência clínica ampliam o nosso conhecimento, são necessárias modificações na terapêutica, onde também se insere o uso de medicamentos. Os autores desta obra consultaram as fontes consideradas confiáveis, num esforço para oferecer informações completas e, geralmente, de acordo com os padrões aceitos à época da publicação. Entretanto, tendo em vista a possibilidade de falha humana ou de alterações nas ciências médicas, os leitores devem confirmar estas informações com outras fontes. Por exemplo, e em particular, os leitores são aconselhados a conferir a bula completa de qualquer medicamento que pretendam administrar, para se certificar de que a informação contida neste livro está correta e de que não houve alteração na dose recomendada nem nas precauções e contraindicações para o seu uso. Essa recomendação é particularmente importante em relação a medicamentos introduzidos recentemente no mercado farmacêutico ou raramente utilizados.

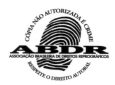 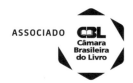

A939   Autismo no adulto / Organizadores, José Alberto Del Porto, Francisco B. Assumpção Jr. – [São Paulo]: Editora dos Editores ; Porto Alegre : Artmed, 2023.
xii, 196 p. : il. ; 23 cm.

ISBN 978-65-5882-128-1

1. Autismo. 2. Psiquiatria. I. Del Porto, José Alberto. II. Assumpção Jr., Francisco B.

CDU 616.96

Catalogação na publicação: Karin Lorien Menoncin – CRB 10/2147

JOSÉ ALBERTO **DEL PORTO**
FRANCISCO B. **ASSUMPÇÃO JR.**
(ORGS.)

AUTISMO NO ADULTO

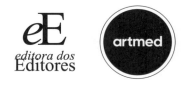

Porto Alegre
2023

© Artmed Editora Ltda.

Gerente editorial
Letícia Bispo de Lima

Colaboraram nesta edição

Editora
Mirian Raquel Fachinetto

Preparação de originais
Heloísa Stefan

Leitura final
Francelle Machado Viegas

Capa
Paola Manica | Brand & Book

Projeto gráfico e editoração eletrônica
TIPOS – design editorial e fotografia

Reservados todos os direitos de publicação ao GRUPO A EDUCAÇÃO S.A.
(Artmed é um selo editorial do GRUPO A EDUCAÇÃO S.A.)
Rua Ernesto Alves, 150 – Bairro Floresta
90220-190 – Porto Alegre – RS
Fone: (51) 3027-7000

SAC 0800 703 3444 – www.grupoa.com.br

É proibida a duplicação ou reprodução deste volume, no todo ou em parte, sob quaisquer formas ou por quaisquer meios (eletrônico, mecânico, gravação, fotocópia, distribuição na Web e outros), sem permissão expressa da Editora.

IMPRESSO NO BRASIL
PRINTED IN BRAZIL

AUTORES

JOSÉ ALBERTO DEL PORTO
Psiquiatra. Professor titular de Psiquiatria da Escola Paulista de Medicina (EPM) da Universidade Federal de São Paulo (Unifesp). Especialista em Psiquiatria pela EPM-Unifesp. Mestre e Doutor em Psicofarmacologia pela EPM-Unifesp. Estágio de Pós-doutorado na University of Illinois, Chicago, Estados Unidos.

FRANCISCO B. ASSUMPÇÃO JR.
Psiquiatra. Professor associado do Instituto de Psiquiatria da Universidade de São Paulo (IPUSP). Especialista em Psiquiatria da Infância e da Adolescência pela USP. Mestre em Psicologia pela Pontifícia Universidade Católica de São Paulo (PUC-SP). Doutor em Psicologia pela PUC-SP. Pós-doutorado em Psicologia na PUC-SP. Professor Livre-docente em Psiquiatria da Faculdade de Medicina (FM) da USP.

ALINE CITINO ARMONIA
Fonoaudióloga clínica com atuação na área da Linguagem Infantil. Mestra e Doutora em Distúrbios da Comunicação Humana pela Unifesp.

ANA PAULA CHACUR IGNOTI
Arquiteta e urbanista. Gestora empresarial da Chacur & Chacur Educação e Diversidade. Pós-graduanda em Neurociência Aplicada à Arquitetura da Universidade São Judas Tadeu. Colaboradora do Projeto Arquitetônico Físico e Funcional da primeira Clínica-Escola Pública para Autistas do Estado de São Paulo.

CAROLINA RABELLO PADOVANI
Neuropsicóloga, psicóloga, professora, palestrante e escritora. Especialização em Neuropsicologia pelo Centro de Estudos em Psicologia da Saúde (Cepsic) do Hospital das Clínicas (HC) da FMUSP. Mestra e Doutora em Ciências pelo IPUSP. Pós-doutorado em Ciências no IPUSP. Pós-doutorado no Laboratório de Política, Comportamento e Mídia (Labô) da PUC-SP.

CELSO GOYOS
Analista de comportamento. Professor associado do Departamento de Psicologia e coordenador do Curso de Pós-graduação em Análise do Comportamento Aplicada ao Autismo da Universidade Federal de São Carlos (UFSCar). Mestre em Applied Behavior Analysis pela Western Michigan University, Estados Unidos. Doutor em Psicologia Experimental pela USP. Pós-doutorado na Bangor University, Reino Unido, na University of Kansas e na University of California, San Diego, Estados Unidos. Editor da revista *Espectro*.

CERES ALVES DE ARAUJO
Psicóloga. Analista junguiana pela Sociedade Brasileira de Psicologia Analítica. Mestra em Psicologia Clínica pela PUC-SP. Doutora em Distúrbios da Comunicação Humana pela Unifesp. Membro da Academia Paulista de Psicologia – Cadeira 39.

CLÁUDIA AGUIAR
Pediatra. Médica perita da Comissão de Assuntos de Assistência à Saúde do Estado de São Paulo (CAAS). Pós-graduação em Perícia Médica pela Universidade Brasil. Especialização em Gastropediatria pela Unifesp e em Auditoria Médica pela Fundação Getúlio Vargas de São Paulo. Mestra em Neurociências e Comportamento pelo IPUSP. Doutoranda em Neurociências e Comportamento do IPUSP.

EVELYN KUCZYNSKI
Pediatra e psiquiatra da infância e da adolescência. Médica assistente dos departamentos de Pediatria e de Psiquiatria do HC-FMUSP. Aprimoramento em Terapia Comportamental-cognitiva pelo Ambulatório de Ansiedade (Amban) do Instituto de Psiquiatria (IPq) do HC-FMUSP. Doutora pelo Departamento de Psiquiatria da FMUSP.

GIOVANA ESCOBAL
Diretora do Instituto ABAcare. Docente do Instituto LAHMIEI-Autismo e da UFSCar. Professora de Educação Especial da Prefeitura Municipal de São Carlos. Especialista em Análise do Comportamento pela UFSCar. Mestra e Doutora em Educação Especial pela UFSCar. Pós-doutorado no Departamento de Psicologia da UFSCar.

JULIANNA DI MATTEO
Psicóloga. Especialista em Terapia Comportamental-cognitiva pela USP.

MARÍLIA PENNA BERNAL
Terapeuta ocupacional. Mestra e Doutora em Psicologia Clínica pela USP.

PAOLA RIBAS GONZALEZ DA ROCHA
Pediatra especialista em Psiquiatria da Infância e da Adolescência do Serviço de Infância e Adolescência da Santa Casa de Misericórdia do Rio de Janeiro. Médica perita militar do Corpo de Bombeiros do Estado do Rio de Janeiro. Mestra em Ciências Aplicadas pelo Instituto Nacional de Traumatologia e Ortopedia. Membro da American Psychiatric Association e da Sociedade Brasileira de Psiquiatria.

PATRÍCIA LORENA GONÇALVES
Psicóloga/neuropsicóloga com formação em Análise do Comportamento Aplicada aos Pacientes com Transtorno do Espectro Autista. Diretora clínica de atendimento interdisciplinar aplicado em crianças com transtornos do neurodesenvolvimento da Clínica de Saúde Mental Mundo Neuropsi. Especialista em Neuropsicologia pelo Centro de Estudos em Terapia Cognitivo-comportamental. Mestra em Ciências pelo IPUSP. Doutora em Desenvolvimento Infantil e Transtorno do Espectro Autista pelo IPUSP.

RUTE RODRIGUES
Psicóloga.

TATIANA MALHEIROS ASSUMPÇÃO
Psiquiatra da infância e adolescência. Mestra em Psicologia pelo IPUSP. Doutora em Saúde Coletiva pela Faculdade de Ciências Médicas da Santa Casa de São Paulo.

PREFÁCIO

A prevalência do transtorno do espectro autista (TEA) em adultos é similar à observada em crianças, variando entre 0,5 e 1,0% da população, o que torna essa condição um grave problema de saúde pública que ainda não tem recebido a devida atenção na literatura médica e nos programas assistenciais.

Muitas pessoas chegam à vida adulta sem o adequado diagnóstico de TEA, e só buscam atendimento médico em razão das frequentes comorbidades ou quando as demandas da vida adulta tornam mais evidentes as suas limitações específicas. Ressalte-se, ainda, que os pacientes com boa capacidade de comunicação verbal e bom nível cognitivo (entre eles os anteriormente denominados como apresentando síndrome de Asperger) são os que mais permanecem sem diagnóstico e sem a devida orientação, embora os mais comprometidos cognitivamente e que demandam cuidados mais específicos sejam simplesmente ignorados e, assim, se constituem em uma população invisível para a maioria das pessoas.

Autismo no adulto, o primeiro livro em língua portuguesa sobre o assunto (até onde vai o nosso conhecimento), reveste-se de particular interesse, uma vez que contou com a colaboração de um grupo multidisciplinar de autores, todos dedicados à assistência e à pesquisa dos quadros de autismo em crianças e adultos. Exatamente por isso traz muito da vivência cotidiana dos autores e se constitui em mais do que um simples levantamento bibliográfico atualizado.

Seus diferentes capítulos abrangem a evolução histórica do conceito de autismo até chegar às atuais classificações, passando pela epidemiologia e pelo diagnóstico diferencial. O livro aborda também a interface da personalidade e do nível intelectual com a expressão clínica do autismo no adulto, assim como aspectos relacionados ao trabalho, à sexualidade, à família, ao tratamento farmacológico e psicoterápico dos pacientes, residência protegida, perspectivas para o idoso autista, bem como alguns desdobramentos legais relacionados à vida civil pouco considerados. É enfatizada, ainda, a importância da abordagem multidisciplinar do TEA, em suas variadas manifestações.

Pela sua abrangência, o livro interessa a profissionais e estudantes de medicina, psicologia, assistência social, fonoaudiologia, terapia ocupacional e demais áreas da saúde, podendo ser útil também a todos os interessados no tema.

Boa leitura!

José Alberto Del Porto
Francisco B. Assumpção Jr.
Organizadores

SUMÁRIO

- **1**   **A IMPORTÂNCIA DO RECONHECIMENTO DO AUTISMO EM ADULTOS PELO PSIQUIATRA GENERALISTA**   1
  José Alberto Del Porto

- **2**   **AUTISMO: EVOLUÇÃO DO CONCEITO**   8
  Francisco B. Assumpção Jr.

- **3**   **EPIDEMIOLOGIA DO AUTISMO**   26
  Tatiana Malheiros Assumpção

- **4**   **CARACTERIZAÇÃO DO AUTISMO**   35
  Paola Ribas Gonzalez da Rocha

- **5**   **ASPECTOS COGNITIVOS DO AUTISTA ADULTO**   51
  Carolina Rabello Padovani

- **6**   **ASPECTOS DA PERSONALIDADE DO AUTISTA ADULTO**   63
  Ceres Alves de Araujo

- **7**   **INCLUSÃO PROFISSIONAL DE PESSOAS COM TRANSTORNO DO ESPECTRO AUTISTA**   75
  Julianna Di Matteo
  Rute Rodrigues

- **8**   **SEXUALIDADE E AUTISMO**   88
  Francisco B. Assumpção Jr.

- **9**   **TERAPÊUTICA PSICOFARMACOLÓGICA PARA O ADULTO COM AUTISMO**   104
  Evelyn Kuczynski

- **10 TERAPÊUTICA COMPORTAMENTAL PARA O ADULTO COM AUTISMO**   116
  Giovana Escobal
  Celso Goyos

- **11 FAMÍLIA E AUTISMO**   129
  Patrícia Lorena Gonçalves

- **12 ABORDAGEM MULTIDISCIPLINAR NO AUTISMO**   143
  Aline Citino Armonia
  Marília Penna Bernal

- **13 RESIDÊNCIA PROTEGIDA E AUTISMO**   159
  Ana Paula Chacur Ignoti

- **14 ADULTO E IDOSO AUTISTAS: PERSPECTIVAS**   176
  Cláudia Aguiar
  Francisco B. Assumpção Jr.

ÍNDICE   195

A IMPORTÂNCIA DO RECONHECIMENTO DO AUTISMO EM ADULTOS PELO PSIQUIATRA GENERALISTA

JOSÉ ALBERTO DEL PORTO

PONTOS-CHAVE

- A prevalência do TEA entre os adultos tem taxas similares às das crianças, estando presente em cerca de 1% da população, o que torna essa condição um verdadeiro problema de saúde pública que, infelizmente, não tem recebido a adequada atenção na literatura médica e nos programas de saúde.

- Muitas pessoas chegam à idade adulta sem o diagnóstico adequado de TEA e só procuram o médico em razão de comorbidades frequentes ou quando as demandas da vida adulta tornam mais evidentes as suas necessidades específicas.

- Os pacientes com quadros mais "leves" de TEA (tais como a síndrome de Asperger e certos "transtornos 'pervasivos' do desenvolvimento") podem não ter sido diagnosticados na infância; sua correta identificação pode abrir novas perspectivas para melhorar sua qualidade de vida e inserção social.

A história do conceito de autismo ilustra bem as vicissitudes pelas quais passou a psiquiatria na primeira metade do século XX. A conceitualização do autismo teve início a partir de concepções influenciadas pela psicanálise, sendo posteriormente considerada uma condição complexa, vinculada a transtornos do neurodesenvolvimento.

Leo Kanner[1,2] primeiramente descreveu o "autismo infantil precoce", em 1943, com base no estudo qualitativo de 11 pacientes. Tendo emigrado da Áustria durante o período nazista, Kanner passou a trabalhar no Johns Hopkins Hospital e fundou, a pedido de Adolf Meyer, uma clínica de psiquiatria infantil, publicando também o primeiro tratado de psiquiatria infantil nos Estados Unidos.[3] Escreveu que, além do autismo (termo usado anteriormente por E. Bleuler para designar a preponderância das vivências subjetivas face ao mundo interpessoal), as crianças analisadas tinham dificuldades em lidar com mudanças e manifestavam insistência no desejo de que tudo ficasse do mesmo jeito (*insistence on sameness*). Ele observou, também, que três das 11 crianças não desenvolveram linguagem e que as demais tinham problemas na comunicação verbal (ecolalia, linguagem idiossincrática ou extremamente literal e dificuldade no uso dos pronomes), além de interesses peculiares. Na série inicial de Kanner, os pais dessas crianças eram pessoas de formação intelectual privilegiada e bom nível socioeconômico. Na época, houve pouca atenção ao "viés de seleção" (visto que esses pais provavelmente tinham mais acesso aos serviços médicos) e, como resultado, o autismo infantil foi considerado, até os anos de 1950 a 1960, como uma doença de famílias com alto nível intelectual e socioeconômico. Essa ideia foi desmentida mais tarde, por estudos epidemiológicos.[3]

Sterwald e Baker[4] escreveram, em 2019, um artigo muito crítico a respeito das teorias de Kanner, intitulado "Frosted intellectuals: how Dr. Leo Kanner constructed the autistic family" ("Intelectuais congelados: como o Dr. Leo Kanner construiu a família autista"); Kanner de fato descreveu os pais dessas crianças como "frios e obsessivos, sendo pouco amorosos" (*very few warmhearted fathers and mothers*). O estereótipo dos pais frios e intelectuais persistiu por muito tempo, sendo reforçado por um artigo publicado na revista *Time* em 1948 e intitulado "Frosted children" ("Crianças congeladas"). O mito da "mãe geladeira" (*"refrigerator mother"*) foi reforçado pelo sucesso do livro de Bruno Bettelheim (*A fortaleza vazia*), citado por Cohmer.[5] Bettelheim chegou a propor o afastamento dessas crianças de seus pais, cunhando, com esse significado, o termo "parentectomia"; longe dos pais, as crianças seriam tratadas em instituições como a sua "Orthogenic School".[4,5] Ressalte-se, no entanto, que o próprio Kanner – entre 1949 e 1954 – passou também a estudar os fatores genéticos e constitucionais presentes na gênese do autismo infantil precoce, sempre em conjunção com os fatores psicogênicos.[5]

Foi Bernard Rimland, psicólogo e pai de uma criança autista, quem propôs, em 1964, critérios diagnósticos mais precisos para o autismo infantil precoce, passando a se considerar possíveis mecanismos neurobiológicos em sua gênese[6-8] e desfazendo, assim, a concepção original de uma doença primariamente psicogênica.

Estudos epidemiológicos convergem em apontar que a prevalência do autismo em crianças situa-se em torno de 1% da população; é interessante observar que a prevalência em adultos, mais recentemente estudada, também fica em torno de 1%, atestando a sua continuação da infância à vida adulta.[9] A prevalência é maior em homens quando comparada às taxas para mulheres (4:1); os adultos com transtorno do espectro autista (TEA), de acordo com esse estudo epidemiológico, tendem a ter menor instrução, a pertencer a um baixo nível socioeconômico e a permanecer solteiros mais frequentemente em comparação à população geral.[9,10] Os desfechos apontados para os adultos com TEA eram considerados precários até a década de 90, pois, em sua maioria, os pacientes permaneciam dependentes das famílias e só 18% conseguiam viver de forma independente ou semi-independente. A partir de 2000, com a adequada assistência, as crianças com TEA passaram a ser diagnosticadas e orientadas mais precocemente, de forma que o prognóstico na vida adulta melhorou de maneira considerável.[10] Em algumas coortes, um número animador (embora aquém do desejado) de adultos com TEA estavam engajados em alguma forma de trabalho (pago, voluntário ou sob supervisão) ou em programas educacionais específicos no Reino Unido.[10] O desenvolvimento da linguagem é fator de melhor prognóstico e de adaptação social.[10] A gravidade dos sintomas tende a diminuir na transição da infância/adolescência para a vida adulta.[10] Existem, no entanto, poucos estudos controlados sobre os diferentes tipos de intervenção para os adultos com TEA.[11]

As taxas de comorbidade entre os adultos com TEA são elevadas, variando entre 25 e 30% na comunidade e chegando a 84% em amostras de pessoas atendidas em clínicas; as mais comuns são ansiedade, depressão e transtorno obsessivo-compulsivo (TOC). As psicoses não são mais elevadas do que na população geral, embora haja achados discrepantes.[10] Alguns autores discutem se essas taxas se referem a verdadeiras comorbidades ou se há uma predisposição transnosográfica subjacente ao TEA e responsável por essas manifestações.[12] Cerca de 10% dos casos de TEA em adultos associam-se com alterações cromossômicas ou outras doenças geneticamente determinadas – como síndrome do X frágil, esclerose tuberosa, síndrome de Rett, etc. A associação com epilepsia varia entre 11 e 39%.[10]

É importante ter em mente que, segundo Fombonne,[13] os pacientes com boa capacidade de comunicação verbal e boa capacidade cognitiva (entre eles os que têm síndrome de Asperger) são os que mais permanecem sem diagnóstico e atendimento especializado.

O diagnóstico do TEA em adultos implica dificuldades especiais: muitas vezes, não é possível obter adequadamente as informações sobre o desenvolvimento dessas pessoas na infância, seja por falta de informantes ou pelo viés da memória – o que se agrega às dificuldades de comunicação existentes. Com frequência, os pacientes com TEA procuram um psiquiatra devido às chamadas comorbidades (como ansiedade, depressão, TOC, fobia social, etc.). Quadros considerados atípicos são muitas vezes identificados erroneamente como esquizoidia, personalidade esquizoide ou mesmo esquizofrenia. Como os pacientes têm dificuldade em compreender as emoções de outrem (*reading minds*, na expressão coloquial em inglês), além de *insight* fraco em situações sociais e dificuldades na conversação usual, são frequentemente rotulados como "psicóticos", recebendo, não raro, e muitas vezes sem necessidade, medicações antipsicóticas. Os pacientes com "alto rendimento" ou com síndrome de Asperger são os que mais apresentam dificuldades para ser adequadamente diagnosticados, uma vez que lhes faltam alguns elementos tidos como mais "típicos" do autismo (como o prejuízo da linguagem e as estereotipias usuais).

A síndrome de Asperger foi descrita em 1944 pelo pediatra austríaco Hans Asperger. Devido à Segunda Guerra Mundial, Asperger não teve conhecimento dos trabalhos de Kanner, então nos Estados Unidos.[14] No relato original de Asperger, as crianças tinham inteligência normal (algumas seriam "professores mirins") e bom desenvolvimento da linguagem, embora houvesse prejuízos na interação social recíproca e comportamentos peculiares, com interesses não usuais.[14] Assim como o autismo infantil precoce, a síndrome de Asperger também é mais prevalente no gênero masculino (4:1). O quociente de inteligência (QI) verbal dos indivíduos acometidos geralmente excede o QI de "performance".

Por estarem – em geral – próximos da fronteira com a normalidade, os adultos com Asperger muitas vezes não são diagnosticados, sendo privados com frequência da orientação e do suporte necessários.[14]

Existem escalas que facilitam o reconhecimento do autismo e da síndrome de Asperger em adultos; um exemplo é a escala RITVO (Ritvo Autism and Asperger Diagnostic Scale – Revised), uma escala de 80 itens destinada a auxiliar no diagnóstico de TEA em adultos.[15] Essa escala compreende os seguintes domínios: interação social, linguagem, interesses circunscritos e itens sensório-motores. A "falta de jeito" no convívio social muitas vezes é expressa pelo discurso peculiar e pela dificuldade em compreender os sinais não verbais do interlocutor; além disso, os adultos com TEA se atêm a temas específicos e restritos (p. ex., astronomia, mapas geográficos, máquinas, classificação de animais, etc.). Os itens sensório-motores, por sua vez, contemplam a hiper ou hiporreatividade aos estímulos sensoriais (como dor, temperatura, sons, cheiros, fascinação visual por luzes ou movimentos, etc.).[3] O *Manual Diagnóstico e Estatístico de Transtornos Mentais* – 5ª edição (DSM-5), além de avaliar a gravidade dos sintomas, traz ainda "especificadores" para caracterizar os quadros: com ou sem prejuízo intelectual; com ou sem prejuízo da linguagem; associação com condições médicas ou genéticas conhecidas; com catatonia.[3]

Os critérios diagnósticos adotados pelo DSM-III (1980) foram influenciados pelos trabalhos de Rutter.[16] Seguiram-se as revisões do DSM-III, o DSM-III-R e depois o DSM-IV. As diretrizes do DSM-5 são consideradas mais estritas do que as do DSM-IV, sendo mais específicas e menos sensíveis. Assim deixam de incluir formas mais leves ou subliminares.[1]

Recentemente, em 2016, foi publicado um estudo fenomenológico (no sentido de Husserl) sobre o autodiagnóstico de autismo em adultos, conduzido por Laura Foran Lewis.[17] Na atualidade, existem muitos livros que tratam do autismo (alguns deles como relatos autobiográficos), assim como grupos de autoajuda e listas de sintomas, aos quais os pacientes têm acesso pela internet. Em que pesem as limitações e os riscos do autodiagnóstico, alguns aspectos positivos foram ressaltados por Lewis.[17] Alguns participantes de sua pesquisa relataram sentir-se "como se finalmente tivessem compreendido meu modo de ser", ou mesmo que a leitura dos sintomas era "como se outros estivessem descrevendo minha vida". Um paciente descreveu: "Para mim foi um alívio saber que outras pessoas sentiam o mesmo que eu". De fato, muitos pacientes relataram um sentimento de "pertencimento" ("*a sense of belonging*") a um grupo quando recorreram a comunidades *online*. O "autodiagnóstico", segundo a autora, foi mais precoce do que o diagnóstico profissional. Muitas vezes, os pacientes haviam sido atendidos por psiquiatras (de adultos) sem que o diagnóstico fosse realizado. Por outro lado, a necessidade de um diagnóstico formal deveria se seguir a essa tentativa informal de "autodiagnóstico", devido aos "falso-positivos" e à necessidade de se investigar comorbidades, muito frequentes entre os pacientes com TEA.

A autora[17] recomenda que médicos e psicólogos acolham a autoavaliação dos pacientes, validando a sua procura por compreensão. Perguntas como "Que sintomas você reconheceu?", "Quais são os que mais o perturbam?", "Como essas características afetam o seu dia a dia?" ou "O que você sabe sobre TEA?" podem auxiliar no diagnóstico do TEA ou de outras condições comórbidas. Ainda que esses pacientes eventualmente não tenham o diagnóstico de TEA, podem ter sintomas subliminares ou outras condições que mereçam igualmente a atenção dos profissionais.

Reconhecidamente, existe uma grande falta de serviços de atendimento para o TEA em adultos, além das dificuldades existentes no que se refere ao diagnóstico e às medidas terapêuticas (psicoterápicas e/ou farmacológicas) e assistenciais direcionadas a esse grupo.[18]

Recentes estudos têm mostrado taxas elevadas tanto de comorbidades psiquiátricas quanto de doenças gerais na população adulta com TEA: depressão, ansiedade, TOC, autoagressão, suicidalidade e outras doenças gerais como epilepsia, obesidade, dislipidemia, hipertensão arterial, acidentes vasculares cerebrais, etc. Apesar de serem condições tratáveis, as pessoas com TEA têm menor acesso aos serviços de saúde, muitas vezes em consequência da sua dificuldade de comunicação e interação social.[18]

No Reino Unido, as diretrizes do National Institute for Health and Care Excellence (NICE *guidelines*)[19] recomendam que os adultos com TEA passem por avaliação abrangente e multidisciplinar, incluindo avaliação psiquiátrica, clínica, psicológica e por parte de profissionais de assistência social. Além dos sintomas nucleares do autismo, os pacientes devem ser avaliados quanto à história do seu desenvolvimento, seus antecedentes pessoais e familiares. A anamnese objetiva, junto aos familiares ou cuidadores, é muito importante para se conhecer as peculiaridades de cada paciente, suas limitações e também suas capacidades positivas. As NICE *guidelines* enfatizam ainda, para aqueles que têm potencial, a importância da inserção profissional. Muitos dos adultos com TEA não apresentam limitações intelectuais ou as têm em grau leve/moderado. Com a ajuda dos profissionais, esses pacientes podem encontrar trabalhos mais adequados às suas características, contando com o suporte necessário à sua adaptação.[19]

Levando em conta os trabalhos epidemiológicos que estimam em cerca de 1% a prevalência do TEA em adultos,[9] o psiquiatra generalista tem grande papel na sua identificação, uma vez que justamente os casos mais leves – incluída aqui a síndrome de Asperger – podem passar despercebidos na infância. A sua correta identificação pode abrir novas perspectivas para o acolhimento desse grande contingente de pacientes, bem como para o seu encaminhamento para grupos de suporte, orientação profissional e atendimento mais abrangente.

REFERÊNCIAS

1. Volkmar FR, McPartland JC. From Kanner to DSM-5: autism as an evolving diagnostic concept. Annu Rev Clin Psychol. 2014;10:193-212.

2. Chown N, Hughes L. History and first descriptions of autism: Asperger versus Kanner revisited. J Autism Dev Disord. 2016;46(6):2270-2.

3. Lord C, Bishop SL. Recent advances in autism research as reflected in DSM-5 criteria for autism spectrum disorder. Annu Rev Clin Psychol. 2015;11:53-70.

4. Sterwald C, Baker J. Frosted intellectuals: how Dr. Leo Kanner constructed the autistic family. Perspect Biol Med. 2019;62(4):690-709.

5. Cohmer S. Early infantile autism and the refrigerator mother theory (1943-1970). Embryo Project Encyclopedia. 2014;8:19.

6. Rimland B. Infantile autism: the syndrome and its implications for a neural theory of behavior. New York: Appleton-Century-Crofts; 1964.

7. Rimland B. On the objective diagnosis of infantile autism. Acta Paedopsychiatr. 1968;35(4):146-61.

8. Rimland B. Autism, stress, and ethology. Science. 1975;188(4187):401-2.

9. Brugha TS, Spiers N, Bankart J, Cooper SA, McManus S, Scott FJ, et al. Epidemiology of autism in adults across age groups and ability levels. Br J Psychiatry. 2016;209(6):498-503.

10. Howlin P, Moss P. Adults with autism spectrum disorders. Can J Psychiatry. 2012;57(5):275-83.

11. Burke RV, Andersen MN, Bowen SL, Howard MR, Allen KD. Evaluation of two instruction methods to increase employment options for young adults with autism spectrum disorders. Res Dev Disabil. 2010;31(6):1223-33.

12. Dell'Osso L, Dalle Luche R, Maj M. Adult autism spectrum as a transnosographic dimension. CNS Spectr. 2016;21(2):131-3.

13. Fombonne E. Autism in adult life. Can J Psychiatry. 2012;57(5):273-4.

14. Arora M, Praharaj SK, Sarkhel S, Sinha VK. Asperger disorder in adults. South Med J. 2011;104(4):264-8.

15. Andersen LM, Näswall K, Manouilenko I, Nylander L, Edgar J, Ritvo RA, et al. The Swedish version of the Ritvo autism and asperger diagnostic scale: revised (RAADS-R). A validation study of a rating scale for adults. J Autism Dev Disord. 2011;41(12):1635-45.

16. Rutter M. Diagnosis and definition of childhood autism. J Autism Child Schizophr. 1978;8(2):139-61.

17. Lewis LF. Exploring the experience of self-diagnosis of autism spectrum disorder in adults. Arch Psychiatr Nurs. 2016;30(5):575-80.

18. Murphy CM, Wilson CE, Robertson DM, Ecker C, Daly EM, Hammond N, et al. Autism spectrum disorder in adults: diagnosis, management, and health services development. Neuropsychiatr Dis Treat. 2016;12:1669-86.

19. Pilling S, Baron-Cohen S, Megnin-Viggars O, Lee R, Taylor C; Guideline Development Group. Recognition, referral, diagnosis, and management of adults with autism: summary of NICE guidance. BMJ. 2012344:e4082.

AUTISMO: EVOLUÇÃO DO CONCEITO

2

FRANCISCO B. ASSUMPÇÃO JR.

PONTOS-CHAVE

- A origem e a evolução do termo: da descrição original de Leo Kanner ao DSM-5-TR e as implicações das mudanças.
- Os diagnósticos diferenciais dentro do agrupamento de Transtornos Abrangentes de Desenvolvimento.
- O conceito de espectro autista.
- O transtorno do espectro autista de acordo com o DSM-5-TR, a questão diagnóstica e os níveis de gravidade.

AS ORIGENS

A expressão "autismo" foi utilizada pela primeira vez por Eugen Bleuler, em 1911, para designar a perda de contato com a realidade que acarreta dificuldade ou impossibilidade de comunicação; esse comportamento foi por ele observado em pacientes diagnosticados com quadro de esquizofrenia.[1]

Em 1943, Leo Kanner descreveu, em artigo intitulado "Autistic disturbances of affective contact",[2] 11 crianças com quadro definido por isolamento extremo, obsessividade, estereotipias e ecolalia, caracterizando pela primeira vez o transtorno e utilizando, para especificá-lo, o termo empregado por Bleuler em 1911.

Esse conjunto de sinais foi por ele visualizado, inicialmente, como uma doença específica, relacionada a fenômenos da linha esquizofrênica. Kanner continuou considerando essa hipótese até a publicação de seu seguimento sobre essas crianças, 30 anos após.

Concomitantemente, em 1944, Hans Asperger publicou sua tese de doutorado em Viena. Nela, apresentou quatro crianças com características semelhantes às descritas por Kanner, empregando inclusive o mesmo termo – autismo – para especificar seus sintomas e, assim, caracterizando o que denominou "psicopatia autista". Seu trabalho, entretanto, somente foi reconhecido graças ao trabalho de Lorna Wing. Em um artigo publicado em 1981,[3] Wing afirmou que Asperger[4] já apresentara em 1943, na Clínica Infantil da Universidade de Viena, uma tese em que descrevia quatro casos de crianças classificadas por ele como tendo "psicopatia autista" (tese esta publicada no ano seguinte, 1944). Mais tarde, em 1991, a tese de Hans Asperger foi traduzida para o inglês por Uta Frith, e, com isso, sua visão passou a ter uma divulgação mais abrangente.[5]

Em verdade, ambos os autores descreviam crianças semelhantes: com habilidades cognitivas irregulares, habilidades extraordinárias, principalmente no que se refere a memória repetitiva e habilidades visuais, que coexistiam com profundos déficits de senso comum e julgamento.[6]

Em trabalho de 1956, Kanner continuou descrevendo o quadro como uma "psicose", afirmando que todos os exames clínicos e laboratoriais haviam sido incapazes de fornecer dados consistentes naquilo que se relacionava à sua etiologia. Ele insistia, por sua vez, em diferenciá-lo de quadros deficitários sensoriais (como a afasia congênita) e dos quadros ligados às oligofrenias, novamente considerando-o uma verdadeira psicose.[7]

Em meados dos anos de 1960, o autismo foi nomeado e classificado de formas diversas por autores de diferentes procedências. Por exemplo, Elwyn James Antony o subdividiu em primário e secundário: o primário seria desenvolvido no primeiro ano de vida, como consequência de "perturbações nas relações objetais", enquanto o secundário surgiria até o segundo ano de vida, quando ocorreria uma regressão psicótica. Da mesma forma, Koupernik e Stone tentaram diferenciá-lo da esquizofrenia infantil.[8]

Desse modo, chegamos ao final dos anos de 1960 e ao início da década de 1970 com conceitos diversos, oriundos de diferentes escolas de pensamento. Nos Estados Unidos, o autismo foi colocado no grupo das psicoses infantis, junto com as psicoses simbióticas e as assim chamadas "crianças atípicas". Já na França, importante centro de pensamento da Psiquiatria Infantil na época, foi colocado também entre as psicoses infantis, juntamente com as psicoses desintegrativas (herdeiras do conceito anterior de demência de Heller), as deficiências mentais psicotizadas, as psicoses de expressão deficitária e as parapsicoses, subdivididas em pré-psicoses e desarmonias de evolução.

Foi somente a partir das publicações de Ritvo[9] que se passou a considerar o autismo como uma síndrome comportamental relacionada a um déficit cognitivo; não uma psicose, mas, sim, um distúrbio do desenvolvimento. Dessa maneira, a relação autismo-deficiência mental passou a ser cada vez mais considerada. As divergências dependem, sobretudo, das abordagens: nas classificações anglo-americanas, elas são eminentemente descritivas e nosográficas, ao passo que, na classificação francesa, trazem uma visão mais compreensiva e nosológica.

Assim, se as duas últimas classificações[10,11] enquadram o autismo na categoria de "transtornos abrangentes de desenvolvimento", enfatizando essa relação autismo-cognição – conforme os trabalhos de Baron-Cohen,[12,13] em oposição flagrante aos conceitos apresentados pela *Classificação Estatística Internacional de Doenças e Problemas Relacionados com a Saúde* – 9ª edição (CID-9) –, a primeira[14] nos remete ao conceito de "defeito de organização ou desorganização da personalidade",[15] caracterizando o conceito de "psicose" em sua expressão tradicional. Além disso, em sua última versão, coloca tal conceito em um eixo I composto por dez "categorias clínicas de base", sendo as cinco primeiras consideradas principais (ou seja, que têm precedência clínica sobre as demais), com a recomendação de que o profissional lance mão de apenas uma delas para cada criança. Inclui-se o autismo na categoria 1, que compreende transtornos invasivos do desenvolvimento, esquizofrenia e transtornos psicóticos da infância e adolescência;[16] ainda que com a aproximação do conceito com as classificações mais em voga, é mantida a sua proximidade com os transtornos da série psicótica.

Cabe-nos lembrar, ainda, que tanto a primeira edição do *Manual Diagnóstico e Estatístico de Transtornos Mentais* (DSM-I) como o DSM-II não trazem o autismo dentro de uma categoria especial, acomodando-o, sem nenhuma especificação, também dentro do grande grupo das psicoses da infância. É somente com o DSM-III-R[17] que ele passa a ser incluído enquanto uma categoria específica, quando passa a se estabelecer a necessidade de observar ao menos oito dentre os 16 itens descritos no Quadro 2.1, incluindo-se ao menos dois itens do grupo A, um do grupo B e um do grupo C.

A inespecificidade do manual, entretanto, o fez bastante criticado, uma vez que não permitia um diagnóstico diferencial entre entidades bastante distintas – não só quanto à sintomatologia, mas sobremaneira quanto ao seu curso e, principalmente, seu prognóstico.

Mais tarde, outros autores (tais como Burack)[18] reforçaram a ideia do déficit cognitivo, frisando que o autismo deveria ser enfocado sob uma ótica desenvolvimentista e, portanto, relacionado à deficiência mental, uma vez que cerca de 70 a 85% dos indivíduos com autismo seriam deficientes mentais.

Dessa maneira, pela difusão e abrangência dos conceitos, passou-se a pensar o autismo a partir de sua constelação comportamental, tanto pela expectativa de uma exploração minuciosa acerca do autismo quanto para o estabelecimento de conexões causais dentro de suas possibilidades de pesquisa.

Cabe lembrar que mesmo a escola francesa, com sua tradição psicodinâmica, passou a ver o autismo vinculado à questão cognitiva.[19] Assim, Lebovici,[20] com toda a sua tradição psicanalítica, é textual quando diz que "para os clínicos, é uma síndrome relativamente precisa. A referência histórica a Kanner faz da síndrome autística uma maneira mais ou menos específica de estar no mundo e aí formar relações atípicas" – o que caracteriza a ambiguidade e a diferença das duas abordagens e mesmo da avaliação diversa que permite enquadrarmos crianças diferentes em um mesmo quadro nosográfico, consistindo em "emprestar ao conceito de psicose um caráter vago".

No mesmo livro, Leboyer[21] diz que "a confrontação das observações clínicas e dos dados obtidos através da análise dos processos cognitivos e emocionais permite

QUADRO 2.1 ITENS* A SER OBSERVADOS PARA INCLUSÃO NA CATEGORIA "AUTISMO" A PARTIR DO DSM-III-R

A. Incapacidade qualitativa na integração social recíproca manifestada pelo seguinte:
   (1) Acentuada falta de alerta da existência ou dos sentimentos dos outros.
   (2) Ausência ou busca de conforto anormal por ocasião de sofrimento.
   (3) Irritação ausente ou comprometida.
   (4) Jogo social anormal ou ausente.
   (5) Incapacidade nítida para fazer amizade com seus pares.

B. Incapacidade qualitativa na comunicação verbal e não verbal e na atividade imaginativa, manifestada pelo seguinte:
   (1) Ausência de modos de comunicação como balbucio comunicativo, expressão facial, gestos, mímica ou linguagem falada.
   (2) Comunicação não verbal acentuadamente anormal, como se observa por olhar fixo (olho no olho), expressão facial, postura corporal ou gestos ao iniciar ou modular a interação social.
   (3) Ausência de atividade imaginativa como representação de papéis de adultos, personagens de fantasia ou animais; falta de interesse em histórias sobre acontecimentos imaginários.
   (4) Anormalidades marcantes na produção do discurso, incluindo volume, entonação, estresse, ritmo, velocidade e modulação.
   (5) Anormalidades marcantes na forma ou no conteúdo do discurso, abrangendo o uso estereotipado e repetitivo da fala; uso do "você" quando o "eu" é pretendido; frequentes apartes irrelevantes.
   (6) Incapacidade marcante na habilidade para iniciar ou sustentar uma conversação com os outros, apesar da fala adequada.

C. Repertório de atividades e interesses acentuadamente restrito, manifestado pelo que se segue:
   (1) Movimentos corporais estereotipados como, por exemplo, pancadinhas com as mãos ou rotação, movimentos de torção, batimentos da cabeça, movimentos complexos de todo o corpo.
   (2) Insistente preocupação com partes de objetos ou vinculação com objetos inusitados.
   (3) Sofrimento acentuado com mudanças triviais no aspecto do ambiente, tais como, por exemplo, quando um vaso é retirado de sua posição usual.
   (4) Insistência, sem motivo, em seguir rotinas com detalhes precisos, como, por exemplo, a obstinação em seguir sempre o mesmo caminho para as compras.
   (5) Âmbito de interesses marcadamente restritos e preocupação com um interesse limitado, como, por exemplo, o interesse somente em enfileirar objetos, em acumular fatos sobre meteorologia ou em fingir ser um personagem de fantasia.

D. Início na primeira infância ou infância:
   Especificar se o início se deu na primeira infância (após os 36 meses de vida).

* É necessário observar 8 dos 16 itens, incluindo-se pelo menos 2 itens do grupo A, 1 do grupo B e 1 do grupo C.

Fonte: American Psychiatric Association.[17]

considerar a descrição de um modelo cognitivo anormal sustentando a patologia dos autistas". Assim sendo, na atualidade são difíceis os autores, por mais diversas que sejam suas concepções, que não considerem o autismo dentro de uma abordagem cognitiva.

Tais características são também consideradas por Gillberg[22] quando ele fala que "é altamente improvável que existam casos de autismo não orgânico", conceituando que "o autismo é uma disfunção orgânica – e não um problema dos pais – isso não é matéria para discussão. O novo modo de ver o autismo é biológico".

Muda-se, portanto, o conceito, que deixa de ser *um dos maiores mistérios e desafios da Psiquiatria Infantil contemporânea*, conforme se dizia em meados dos anos de 1960. O autismo passa a ser pensado, então, enquanto uma síndrome comportamental definida, com etiologias orgânicas também definidas. Sobre esse conceito é que se estruturam as características sintomatológicas, as etiologias e o diagnóstico diferencial, bem como os aspectos terapêuticos desses transtornos, da maneira como são encarados atualmente.

CONSEQUÊNCIAS

Essas mudanças conceituais, longe de serem simplesmente teóricas, passaram a se refletir em questões práticas, uma vez que as descrições comportamentais puras permitiram a expansão do conceito e a facilitação diagnóstica do autismo Isso trouxe, sob o ponto de vista deste autor, um aumento de prevalência que o fez passar de casos raros e esporádicos, conforme descrito por Kanner, para índices da ordem de 4:10.000, conforme o DSM-III; sendo 1 a 5 casos em cada 10.000 crianças, numa proporção de 2 a 3 homens para 1 mulher.[23]

Observa-se, desse modo, uma predominância do sexo masculino (de acordo com o citado por Frith[24] ou pelo próprio DSM-IV),[10] embora, quando analisamos as etiologias prováveis, não tenhamos encontrado grande número de pacientes com patologias vinculadas especificamente ao cromossomo X, o que poderia justificar essa diversidade.

Assim, quando diferentes faixas de quociente de inteligência (QI) são examinadas, tem-se um predomínio ainda maior de indivíduos do sexo masculino, chegando-se a razões de 15:1, contrariamente a quando são avaliadas populações com QI superior a 50.

A mudança conceitual também fez com que se deixasse de considerar o autismo como uma alteração nas primeiras relações desse indivíduo para pensá-lo enquanto um déficit cognitivo, talvez de caráter modular. Assim, ao se considerar o desenvolvimento cognitivo, mesmo levando-se em conta as dificuldades de avaliação, observa-se um pequeno número de portadores de inteligência normal. Isso enfatiza a ligação entre autismo e deficiência mental; permite, portanto, que se estabeleça uma noção de "*continuum* autístico", com caráter dimensional – exatamente em razão da variação de inteligência – e características sintomatológicas decorrentes desse perfil de desempenho.

Esse *continuum* pode ser visualizado no Quadro 2.2.

Da mesma forma, uma alteração fundamental deu-se em relação à questão etiológica: mesmo com acurada pesquisa diagnóstica, a inespecificidade dos dados obtidos quanto à etiologia é marcante e não permite o estabelecimento de relações causais diretas. Entretanto, a associação com fatores biológicos parece ser indiscutível.[26]

Diversos autores, entre os quais Wing,[25] apresentam a noção de autismo como um aspecto sintomatológico, dependente e associado ao comprometimento cognitivo.

Essa abordagem reforça a tendência de tratar o autismo não mais como uma entidade única, mas, sim, como um grupo de doenças, embora também traga implícita a noção de autismo como relacionado primariamente a déficits cognitivos.

Para o diagnóstico do autismo, conforme o DSM-IV-TR,[27] eram necessários os itens conforme indicado no Quadro 2.3.

Considerando-se a CID-10,[11] encontramos o conceito de "transtornos globais do desenvolvimento" com a seguinte definição:

> Grupo de transtornos caracterizados por alterações qualitativas das interações sociais recíprocas e modalidades de comunicação e por um repertório de interesses e atividades restrito, estereotipado e repetitivo. Estas anomalias qualitativas constituem uma característica global do funcionamento do sujeito, em todas as ocasiões.

Estabelecem-se, então, subgrupos específicos para seu diagnóstico, todos eles caracterizando diferentes quadros clínicos, evoluções e prognósticos; sendo, portanto, de fundamental importância sua determinação. O diagnóstico diferencial dos quadros autísticos inclui outros transtornos invasivos do desenvolvi-

AUTISMO NO ADULTO

QUADRO 2.2 O *CONTINUUM* AUTÍSTICO

Item	Visto mais frequentemente em DMs mais comprometidos			Visto mais frequentemente em DMs menos comprometidos
INTERAÇÃO SOCIAL	1. Indiferente	2. Aproximação somente para necessidades físicas	3. Aceitação passiva de aproximação	4. Aproximação de modo bizarro
COMUNICAÇÃO SOCIAL (verbal e não verbal)	1. Ausente	2. Somente necessidades	3. Resposta à aproximação	4. Comunicação espontânea, repetitiva
IMAGINAÇÃO SOCIAL	1. Sem imaginação	2. Copia mecanicamente o outro	3. Uso correto de bonecos e brinquedos, mas de maneira repetitiva, limitada, não criativa	4. Atos fora da situação mais repetitivos, usando o outro mecanicamente
PADRÕES REPETITIVOS	1. Simples, dirigidos ao corpo (autoagressão)	2. Simples, dirigidos ao objeto (p. ex., girar o objeto)	3. Rotinas complexas, manipulação de objetos e movimentos (rituais e ligações com objetos)	4. Verbal abstrato (questões repetitivas)
LINGUAGEM	1. Ausente	2. Limitada (ecolalia)	3. Uso incorreto de pronomes, preposições; uso idiossincrático de frases	4. Interpretações literais, frases gramaticais repetitivas

QUADRO 2.2 — O CONTINUUM AUTÍSTICO

Item	Visto mais frequentemente em DMs mais comprometidos			Visto mais frequentemente em DMs menos comprometidos
RESPOSTA A ESTÍMULOS SENSORIAIS (sensibilidade a sons, cheiros, gostos; indiferença à dor)	1. Muito marcada	2. Marcada	3. Ocasional	4. Mínima ou ausente
MOVIMENTOS (balanceios e estereotipias)	1. Muito marcados	2. Presentes	3. Ocasionais	4. Mínimos ou ausentes
CONDUTAS ESPECIAIS	1. Ausentes	2. Um padrão melhor que os outros, mas abaixo da IC	3. Um padrão na sua IC, outros abaixo	4. Um padrão de habilidade acima da IC; diferente das outras habilidades

DM, deficientes mentais; IC, idade cronológica.

Fonte: Wing.[25]

QUADRO 2.3 — ITENS NECESSÁRIOS PARA O DIAGNÓSTICO DE AUTISMO CONFORME O DSM-IV-TR

A. Um total de seis (ou mais) itens de (1), (2) e (3), com pelo menos dois de (1), um de (2) e um de (3):

(1) Prejuízo qualitativo na interação social, manifestado por pelo menos dois dos seguintes aspectos:
   (a) Prejuízo acentuado no uso de múltiplos comportamentos não verbais, tais como contato visual direto, expressão facial, postura corporal e gestos para regular a interação social.
   (b) Fracasso em desenvolver relacionamentos com pares apropriados ao seu nível de desenvolvimento.
   (c) Falta de tentativa espontânea de compartilhar prazeres, interesses ou realizações com outras pessoas (p. ex., não mostrar, trazer ou apontar objetos de interesse).
   (d) Falta de reciprocidade social ou emocional.

(2) Prejuízos qualitativos na comunicação, manifestados por pelo menos um dos seguintes aspectos:
   (a) Atraso ou ausência total de desenvolvimento da linguagem falada (não acompanhado por uma tentativa de compensar através de modos alternativos de comunicação, tais como gestos ou mímica).
   (b) Em indivíduos com fala adequada, acentuado prejuízo na capacidade de iniciar ou manter uma conversação.
   (c) Uso estereotipado e repetitivo da linguagem ou linguagem idiossincrática.
   (d) Falta de jogos ou brincadeiras de imitação social variados e espontâneos, apropriados ao nível de desenvolvimento.

(3) Padrões restritos e repetitivos de comportamento, interesses e atividades, manifestados por pelo menos um dos seguintes aspectos:
   (a) Preocupação insistente com um ou mais padrões estereotipados e restritos de interesse, anormais em intensidade ou foco.
   (b) Adesão aparentemente inflexível a rotinas ou rituais específicos e não funcionais.
   (c) Maneirismos motores estereotipados e repetitivos (p. ex., agitar ou torcer mãos ou dedos, ou movimentos complexos de todo o corpo).
   (d) Preocupação persistente com partes de objetos.

B. Atrasos ou funcionamento anormal em pelo menos uma das seguintes áreas, com início antes dos 3 anos de idade: (1) interação social, (2) linguagem para fins de comunicação social, ou (3) jogos imaginativos ou simbólicos.

C. A perturbação já não é mais bem explicada como sintoma de transtorno de Rett ou transtorno desintegrativo da infância.

Fonte: American Psychiatric Association.[27]

mento, como síndrome de Asperger, síndrome de Rett, transtornos desintegrativos e quadros não especificados.

Esse diagnóstico diferencial é uma das grandes dificuldades do clínico – quando se defronta com quadros que apresentam uma sintomatologia predominantemente deficitária e que se sobrepõe – e lhe exige, na maior parte dos casos, grande conhecimento e capacidade de discriminação para que se estabeleça um diagnóstico correto.

No Quadro 2.4, podemos observar os tipos de transtornos globais de desenvolvimento.

Dessa maneira, torna-se de extrema dificuldade a construção do fenômeno autismo, uma vez que, conforme mencionamos até agora, tal fenômeno engloba um grande número de patologias diferentes, bem como uma concepção teórica de vasta influência a seu respeito.

O CONCEITO HOJE

É exatamente o conceito de *"continuum* autístico" que embasa o DSM-5[28] e segue embasando o DSM-5-TR.[29] Conceito, este, que embora seja comumente apresentado como atual, é bastante antigo, com mais de duas décadas de existência; entretanto, foi incorporado somente à classificação vigente.

Atualmente, portanto, o autismo é considerado como uma síndrome comportamental com etiologias múltiplas em consequência de um distúrbio de desenvolvimento.[22] Caracteriza-se por um déficit na interação social visível pela incapacidade de relacionar-se com o outro, em geral combinado com déficits de linguagem e alterações de comportamento.

Em um primeiro momento diagnóstico, seu rastreamento pode ser realizado por meio de escalas diagnósticas passíveis de serem aplicadas por professores especializados ou outros profissionais, visando a uma suspeita diagnóstica que, posteriormente, pode ser (ou não), confirmada por um especialista.

A avaliação de comportamentos que permita o reconhecimento de traços autísticos e, em consequência, possibilite um diagnóstico populacional é de extrema importância, uma vez que muitos dos casos portadores do quadro acabam por

QUADRO 2.4 — TIPOS DE TRANSTORNOS GLOBAIS DE DESENVOLVIMENTO

Quadro	Características
Autismo	Transtorno global do desenvolvimento caracterizado por (a) desenvolvimento anormal ou alterado, manifestado antes da idade de 3 anos; (b) apresentando perturbação característica do funcionamento em cada um dos três domínios seguintes: interações sociais, comunicação, comportamento focalizado e repetitivo. Além disso, o transtorno é comumente acompanhado de numerosas outras manifestações inespecíficas, como fobias, perturbações do sono ou da alimentação, crises de birra ou agressividade (autoagressividade).
Síndrome de Asperger	Registra uma maior ocorrência, também, no sexo masculino. É caracterizado por sintomas como inteligência próxima da normalidade, déficit na sociabilidade e interesses específicos e circunscritos. Os indivíduos acometidos normalmente têm histórico familiar de problemas similares e há baixa associação da síndrome com quadros convulsivos.
Síndrome de Rett	Ocorrência no sexo feminino, sendo reconhecido em indivíduos entre 5 e 30 meses de vida. Estes apresentam marcado déficit no desenvolvimento com desaceleração do crescimento craniano, deficiência intelectual marcada e forte associação com quadros convulsivos.
Transtorno desintegrativo	Observado antes dos 24 meses, com predomínio no sexo masculino. Apresenta-se no indivíduo por meio de padrões de sociabilidade e comunicação ruins, frequência de síndrome convulsiva associada e mau prognóstico.
Transtornos abrangentes não especificados	Idade de início variável, com predomínio no sexo masculino. É visível pelo comprometimento discrepante na área da sociabilidade, apesar do bom padrão comunicacional e do pequeno comprometimento cognitivo.

misturar-se à população deficiente mental, ficando restritos a este atendimento e não sendo passíveis de identificação.

Posteriormente a rastreamentos de tipo populacional, considerando a realização de um diagnóstico clínico mais acurado e especializado, temos que nos reportar aos critérios do DSM-5-TR.[29] O autismo é relatado, no *Manual*, como um quadro iniciado precocemente, embora possa não apresentar sintomatologia facilmente detectável devido às dificuldades decorrentes do próprio desenvolvimento infantil, resultantes de uma vasta gama de condições pré, peri e pós-natais.

O Quadro 2.5 traz, então, os critérios para diagnóstico de autismo segundo o DSM-5-TR.[29]

Em verdade, apesar das grandes expectativas em relação à publicação do DSM-5,[28] poucas foram as alterações significativas trazidas pela nessa edição, assim como no DSM-5-TR:[29] em primeiro lugar, ele busca a utilização de parâmetros dimensionais e limites mais claros entre normalidade e patologia – transformando, assim, um conceito categorial em espectro; em segundo lugar, refere que os marcadores biológicos devem servir como características associadas – embora não especifique claramente como fazê-lo; e, por último, esclarece que os fatores de risco ou critérios diagnósticos são de grande interesse – porém também sem especificar quais seriam eles. Diz, assim, que o *Manual* deve se constituir em um

QUADRO 2.5 CRITÉRIOS PARA DIAGNÓSTICO DE TRANSTORNO DO ESPECTRO AUTISTA CONFORME O DSM-5-TR

Deve preencher os critérios 1, 2 e 3 abaixo:

1. Déficits clinicamente significativos e persistentes na comunicação social e nas interações sociais, manifestadas de todas as maneiras seguintes:
    (a) Déficits expressivos na comunicação não verbal e verbal usadas para interação social;
    (b) Falta de reciprocidade social;
    (c) Incapacidade para desenvolver e manter relacionamentos de amizade apropriados para o estágio de desenvolvimento.

2. Padrões restritos e repetitivos de comportamento, interesses e atividades, manifestados por pelo menos duas das maneiras abaixo:
    (a) Comportamentos motores ou verbais estereotipados, ou comportamentos sensoriais incomuns;
    (b) Excessiva adesão/aderência a rotinas e padrões ritualizados de comportamento;
    (c) Interesses restritos, fixos e intensos.

3. Os sintomas devem estar presentes no início da infância, mas podem não se manifestar completamente até que as demandas sociais excedam o limite de suas capacidades.

Fonte: American Psychiatric Association.[29]

documento vivo, com estruturas que permitam a revisão permanente de áreas específicas e a adoção de novas evidências.

Entretanto, em que pese a brincadeira, na opinião deste autor a maior mudança trazida na atualização do DSM-IV para o DSM-5 e DSM-5-TR, com a alteração de algarismos romanos para arábicos, uma vez que nenhuma alteração significativa parece ter sido realizada.

Em realidade, podemos dizer que se criou um novo nome para a categoria – transtorno do espectro autista (TEA) –, que inclui transtorno autístico (autismo), transtorno de Asperger, transtorno desintegrativo da infância e transtorno global ou invasivo do desenvolvimento sem outra especificação. Retirou-se do grupo o diagnóstico de síndrome de Rett em razão do esclarecimento de sua etiologia, ligada ao gene *MECP2*, localizado no cromossomo X. Desconsidera-se, entretanto, que a sintomatologia clínica dessa síndrome continua sendo similar à dos quadros autísticos, permanecendo, portanto, como um importante diagnóstico diferencial.

Sugere-se que a diferenciação entre TEA, desenvolvimento típico/normal e outros transtornos "fora do espectro" seja feita com maior segurança e validade, porém as distinções entre os transtornos têm se mostrado inconsistentes com o passar do tempo. Variáveis dependentes do ambiente e frequentemente associadas a gravidade, nível de linguagem ou inteligência parecem contribuir mais do que as características do transtorno.

Dessa forma, os três domínios anteriores se tornaram dois:

❶ Deficiências sociais e de comunicação;
❷ Interesses restritos, fixos e intensos e comportamentos repetitivos.

Isso ocorreu porque os déficits na comunicação e nos comportamentos sociais são inseparáveis, tendo que ser avaliados mais acuradamente quando observados como um único conjunto de sintomas, com especificidades contextuais e ambientais. Os atrasos de linguagem não são características exclusivas do TEA e nem são universais dentro do espectro, mais influenciando nos sintomas clínicos do TEA do que se constituindo, de fato, em verdadeiros critérios diagnósticos.

O DSM-5-TR[29] sugere ainda que se forneçam exemplos a ser incluídos em subdomínios para uma série de idades cronológicas e níveis de linguagem, aumentando, assim, a sensibilidade ao longo dos níveis de gravidade, do leve ao mais grave, ao mesmo tempo em que mantém a especificidade de quando usamos apenas dois domínios. Isso proporciona os diferentes níveis de gravidade que aparecem na nova classificação, a qual frisa que, mesmo nos graus mais leves, são necessários sistemas de suporte para que se diminuam os prejuízos (Quadro 2.6).

QUADRO 2.6 – NÍVEIS DE GRAVIDADE DO TRANSTORNO DO ESPECTRO AUTISTA (TEA)

Gravidade do TEA	Comunicação social	Comportamentos repetitivos e interesses restritos
Nível 3 Exige apoio muito substancial	Graves déficits em comunicação social verbal e não verbal que ocasionam sérios prejuízos em seu funcionamento; interações sociais muito limitadas e mínima resposta ao contato social com outras pessoas.	Preocupações, rituais imutáveis e comportamentos repetitivos que interferem grandemente no funcionamento em todas as esferas. Marcado desconforto quando rituais ou rotinas são interrompidos; grande dificuldade em redirecionar interesses fixos ou retornar para outros rapidamente.
Nível 2 Exige apoio substancial	Graves déficits em comunicação social verbal e não verbal aparecendo sempre, mesmo com suporte, em locais limitados; respostas reduzidas ou anormais ao contato social com outras pessoas.	Preocupações ou interesses fixos aparecem frequentemente, sendo óbvios a um observador casual e interferindo frequentemente em vários contextos. Desconforto e frustração são visíveis quando rotinas são interrompidas, dificultando o redirecionamento dos interesses restritos.
Nível 1 Exige apoio	Sem suporte local, o déficit social ocasiona prejuízos. Existe dificuldade em iniciar interações sociais e há claros exemplos de respostas atípicas e sem sucesso no relacionamento social com outros. Pode-se observar diminuído interesse pelas interações sociais.	Rituais e comportamentos repetitivos causam interferência significativa no funcionamento em um ou mais contextos. Resistência às tentativas de se interromper os rituais ou de redirecionar seus interesses fixos.

CONSIDERAÇÕES FINAIS

O TEA é considerado hoje um transtorno do desenvolvimento neurológico, que deve estar presente desde o nascimento ou começo da infância, mas que pode não ser detectado antes por conta das demandas sociais mínimas na mais tenra infância e do intenso apoio dos pais ou cuidadores nos primeiros anos de vida. Mesmo assim, e apesar de toda a sua atual divulgação midiática, corresponde a um quadro de extrema complexidade, que exige que abordagens multidisciplinares sejam efetivadas. Tais abordagens devem visar, principalmente, à questão médica e à tentativa de se estabelecer etiologias e quadros clínicos bem definidos, passíveis de prognósticos precisos e abordagens terapêuticas eficazes. Isso se aplica, sobretudo, quando em indivíduos adultos, uma vez que esses quadros podem ser facilmente confundidos com alterações da personalidade de tipo esquizoide ou esquizotípica. Por isso, demandam sistemas de suporte muito mais complexos, visto que envolvem características decorrentes não apenas do quadro clínico, mas da própria personalidade subjacente (e, então, já desenvolvida), bem como das demandas sociais que qualquer sociedade exige de um indivíduo adulto, demandas essas que pressupõem autonomia, independência e, pensando adaptativamente, capacidade de sobrevivência e de perpetuação da espécie.

Esse é o maior desafio que podemos pensar ao estudar esses quadros clínicos complexos no indivíduo adulto.

REFERÊNCIAS

1. Ajuriaguerra J. Las psicosis infantiles In: Manual de psiquiatria infantil. 4. ed. Barcelona: Toray-Masson; 1977. p. 673-731.

2. Kanner L. Autistic disturbances of affective contact. Nervous Child. 1943;2:217-50.

3. Baron-Cohen S. Leo Kanner, Hans Asperger, and the discovery of autism. Lancet. 2015;386(10001):1329-30.

4. Asperger H. Autistic psychopathy in childhood. In: Frith U. Autism and Asperger syndrome. Cambridge: Cambridge University; 1992. p. 37-92.

5. Lyons V, Fitzgerald M. Asperger (1906-1980) and Kanner (1894-1981), the two pioneers of autism. J Autism Dev Disord. 2007;37(10):2022-3.

6. Tuchman R, Rapin I. Autismo: abordagem neurobiológica. Porto Alegre: Artmed; 2009. p. 249-66.

7. Eisenberg L, Kanner L. Childhood schizophrenia; symposium, 1955. VI. Early infantile autism, 1943-55. Am J Orthopsychiatry. 1956;26(3):556-66.

8. Rocha Z. Curso de psiquiatria infantil. Petrópolis: Vozes; 1985.

9. Ritvo ER, Ornitz EM. Autism: diagnosis, current research and management. New York: Spectrum; 1976.

10. American Psychiatric Association. Manual diagnóstico e estatístico de transtornos mentais: DSM-IV. Porto Alegre: Artmed; 1995.

11. Organização Mundial da Saúde. Classificação de transtornos mentais e de comportamento da CID-10. Porto Alegre: Artmed; 1993.

12. Baron-Cohen S. Social and pragmatic deficits in autism: cognitive or affective? J Autism Dev Disord. 1988;18(3):379-402.

13. Baron-Cohen S. The development of a theory of mind in autism: deviance and delay? Psychiatr Clin North Am. 1991;14(1):33-51.

14. Misés, R. Classification française des troubles mentaux de l'enfant et de l'adolescent, Paris, 2-4 juin 1989. Neuropsychiatr Enfance Adolesc. 1990;38(10-11):523-39.

15. Houzel D. Reflexões sobre a definição e a nosografia das psicoses. In: Mazet P, Lebovici S. Autismo e psicose da criança. Porto Alegre: Artmed; 1991.

16. Misès R, organizador. Classificação francesa dos transtornos mentais da criança e do adolescente. São Paulo: Instituto Langage; 2018.

17. American Psychiatric Association. Manual diagnóstico e estatístico de transtornos mentais: DSM-III-R. Porto Alegre: Artmed; 1989.

18. Burack JA. Debate and argument: clarifying developmental issues in the study of autism. J Child Psychol Psychiatry. 1992;33(3):617-21.

19. Lelord G, Sauvage D. L'autisme de l'enfant. Paris: Masson; 1991.

20. Lebovici S, Duché DJ. Os conceitos de autismo e psicose na criança. In: Mazet P, Lebovici S. Autismo e psicoses da criança. Porto Alegre: Artmed; 1991.

21. Leboyer M. Neuropsicologia e cognições. In: Mazet P, Lebovici S. Autismo e psicoses na criança. Porto Alegre: Artmed; 1991. p. 95-101.

22. Gillberg C. Infantile autism: diagnosis and treatment. Acta Psychiatr Scand. 1990;81(3):209-15.

23. Volkmar FR, Klin A, Marans WD, McDougle, CJ. Autistic disorder. In: Volkmar FR. Psychoses and pervasive developmental disorders in childhood and adolescence. Washington: American Psychiatric Association; 1996.

24. Frith U. Autism: explaining the enigma. Oxford: Basil Blackwell; 1989.

25. Wing L. The continuum of autistic disorders. In: Schpler E, Mesibov GM. Diagnosis and assessment in autism. New York: Pelnum; 1988. p. 91-110.

26. Steffenburg S. Neuropsychiatric assessment of children with autism: a population-based study. Dev Med Child Neurol. 1991;33(6):495-511.

27. American Psychiatric Association. Manual diagnóstico e estatístico de transtornos mentais: DSM-IV-TR. Porto Alegre: Artmed; 1996.

28. American Psychiatric Association. Manual diagnóstico e estatístico de transtornos mentais: DSM-5. 5. ed. Porto Alegre: Artmed; 2014.

29. American Psychiatric Association. Manual diagnóstico e estatístico de transtornos mentais: DSM-5-TR. 5.ed. rev. Porto Alegre: Artmed; 2023.

EPIDEMIOLOGIA* DO AUTISMO 3

TATIANA MALHEIROS ASSUMPÇÃO

PONTOS-CHAVE

- O conhecimento sobre a distribuição e os determinantes dos TEA é de fundamental importância para o planejamento de intervenções que visem ao melhor cuidado dos indivíduos acometidos.
- As mudanças sucessivas no conceito de autismo afetaram as taxas de incidência e prevalência observadas.
- Os desenhos de estudo utilizados nas investigações também influenciam os resultados obtidos.
- Observa-se um aumento nas taxas de prevalência e incidência de TEA ao longo das últimas décadas.
- Ainda não se sabe se o aumento observado nas taxas de incidência e prevalência se deve apenas à ampliação conceitual e a fatores relacionados ao desenho dos estudos, ou se há outros fatores relacionados a ele.
- Os estudos de causalidade têm evidenciado a participação de fatores genéticos, epigenéticos e ambientais na etiologia da síndrome autística, porém ainda não há conclusões sobre os mecanismos envolvidos.
- Os estudos de curso de vida prometem uma abordagem que pode contribuir para a compreensão das trajetórias de desenvolvimento dos indivíduos com autismo e, em consequência, para o planejamento de momentos e modos de intervenção que permitam melhores desfechos do que os observados atualmente.

* Estudo das distribuições e determinantes de estados ou eventos de saúde em uma população determinada e sua aplicação para controlar problemas relacionados à saúde.[1]

Desde a sua descrição inicial em 1943 por Leo Kanner, o autismo e, mais tarde, as outras condições relacionadas a ele (como a síndrome descrita em 1944 por Hans Asperger, e mais amplamente divulgada nos países anglófonos a partir da tradução de seu artigo por Lorna Wing, em 1981) têm recebido grande atenção dos profissionais envolvidos no cuidado com crianças. Mais recentemente, o foco também se voltou aos adultos e às trajetórias de vida dos pacientes cujo diagnóstico foi recebido na infância, uma vez que seus impactos se estendem por toda a vida.

Uma maior compreensão acerca da síndrome e dos obstáculos e dificuldades relacionados a ela, ou dela decorrentes, possibilita o desenvolvimento de estratégias adequadas ao manejo clínico dos casos. Por outro lado, a compreensão da distribuição populacional dos acometidos e a investigação de fatores potencialmente relacionados à sua determinação causal favorecem o planejamento de programas e políticas direcionados a essa população. Isso ocorre por meio da identificação de inequidades na provisão e no acesso aos serviços e de possíveis novos focos de intervenção (p. ex., mediante identificação de fatores causais passíveis de modificação).

O objetivo deste capítulo é oferecer uma síntese dos dados mais atuais relacionados à epidemiologia descritiva do autismo disponíveis na literatura, além de situar o estado atual da pesquisa em causalidade sobre o assunto.

MUDANÇAS NO CONCEITO DE AUTISMO AO LONGO DO TEMPO

Os estudos iniciais sobre a epidemiologia do autismo, realizados na década de 1960, já faziam uma diferenciação entre crianças que apresentavam um quadro compatível com o autismo infantil – descrito por Kanner – e outras que apresentavam semelhanças com as primeiras, mas que não se encaixavam nos critérios diagnósticos da época. A ênfase, naquele momento, era em crianças com a síndrome clássica, com o movimento em direção a critérios mais abrangentes ocorrendo ao longo do tempo.[2]

A primeira modificação se deu em relação aos conceitos de autismo primário e autismo que ocorreria secundariamente a quadros de deficiência intelectual grave ou profunda. Essa diferenciação foi, aos poucos, sendo abandonada devido à dificuldade de se estabelecer o nexo causal entre autismo e deficiência intelectual. Ao longo do tempo, deu-se mais atenção à necessidade de diferenciar se os prejuízos comunicativos e sociais dos pacientes eram diretamente relacionados ao nível intelectual (ou seja, se tal prejuízo era esperado para o nível intelectual da criança) ou se eram desproporcionais à deficiência. Assim, o diagnóstico passou a ser feito mesmo em crianças com deficiência intelectual grave.[2]

Em segundo lugar, o diagnóstico de autismo passou a ser feito em crianças portadoras de outras condições clínicas, sendo que, anteriormente, tais indivíduos costumavam ser excluídos dos estudos.[2]

A terceira influência na transformação das taxas de prevalência e incidência de autismo foi a grande frequência de características semelhantes a sintomas autísticos em irmãos e familiares de pacientes, o que foi reconhecido como um "fenótipo ampliado" do autismo. Tais características, porém, não estavam associadas a deficiência intelectual ou epilepsia, que eram comuns nos casos tradicionalmente diagnosticados. Assim, passou-se a aceitar que o autismo ocorria – com alguma frequência – em pessoas com inteligência normal e déficits específicos, relacionados à cognição social.[2]

Por fim, deve-se citar o maior reconhecimento da síndrome conforme descrita por Hans Asperger, que contribuiu para uma maior constatação de que características autísticas podem surgir em indivíduos com inteligência normal e sem história de atrasos marcantes no desenvolvimento da linguagem, embora esses indivíduos apresentem anomalias mais sutis nos padrões de comunicação. Com essa constatação, ampliou-se ainda mais o diagnóstico de autismo, inclusive possibilitando seu diagnóstico mais tardio, uma vez que o atraso de linguagem passou a não ser mais fundamental.[2]

Todas essas transformações refletem-se na ampliação da população diagnosticada como portadora de transtornos do espectro autista (TEA). Tais fatos não podem ser negligenciados na apreciação dos resultados de estudos que busquem estimar suas taxas de incidência[†] e prevalência.[‡]

OUTROS FATORES QUE INTERFEREM NAS ESTIMATIVAS DE PREVALÊNCIA

As estimativas de prevalência encontradas por diversos estudos tendem a ser variáveis, e tais dados devem ser considerados dentro de suas especificidades.

---

† Proporção de novas ocorrências de um evento (p. ex., novos casos de uma doença), ao longo de um período de tempo determinado.[1]
‡ Frequência de um evento existente em um determinado momento (prevalência pontual) ou em um período de tempo (prevalência no período).[1]

Uma fonte de variação digna de nota são as diferenças metodológicas na definição dos casos e nos procedimentos utilizados para encontrá-los.

Assim, podemos delinear três grandes tipos de fontes de dados: alguns estudos são realizados com base em registros oficiais existentes, como bases de dados de saúde, educação ou assistência social; outros estudos utilizam uma abordagem em duas ou mais fases para identificar os casos em uma população, sendo que a primeira etapa costuma ser feita por meio do uso de questionários ou *checklists* respondidos por pais, professores ou profissionais de saúde; o terceiro tipo de estudo baseia-se em inquéritos, em que são realizadas entrevistas com pais ou professores, e estes respondem, dentre outras questões, sobre a criança ser ou não portadora de alguma condição relacionada aos TEA. Esse último tipo de coleta de dados tende a superestimar as taxas de prevalência encontradas.[3]

O tamanho da amostra e a área de cobertura do estudo também podem afetar as estimativas de prevalência. Da mesma forma, fatores socioeconômicos, distribuição de serviços e atenção ao diagnóstico de TEA (junto ao conhecimento sobre ele) podem influenciar a avaliação dos casos e, consequentemente, as taxas de prevalência encontradas.[3]

A definição de caso representa outro desafio, pois a categoria diagnóstica utilizada (transtorno autístico, transtorno do espectro autista, transtorno invasivo do desenvolvimento) e a faixa etária considerada também são fontes relevantes de variação nas estimativas. As mudanças diagnósticas ocorridas ao longo do tempo, em virtude das revisões dos manuais diagnósticos, podem determinar que sintomas similares sejam classificados sob categorias diagnósticas diferentes em períodos de tempo diversos. Por fim, diferenças culturais podem afetar a definição de caso, levando a diferenças nas estimativas entre grupos étnicos e culturais diversos.[3]

EPIDEMIOLOGIA DESCRITIVA DOS TRANSTORNOS DO ESPECTRO AUTISTA

Estudos de prevalência de transtornos relacionados ao autismo são realizados desde 1966, trazendo grandes diferenças em termos de categorias e critérios diagnósticos, faixa etária, área de distribuição geográfica e fontes de dados. Uma grande revisão dos estudos publicados dessa data até 2012 evidenciou grandes discrepâncias entre as prevalências encontradas. De forma geral, as estimativas variaram entre 0,19/1.000 e 11,6/1.000, com uma prevalência mediana de 1/1.000 para transtorno autístico e de 6,16/1.000 para transtorno invasivo do desenvolvimento. Considerando-se a categoria "transtorno invasivo do desenvolvimento", a prevalência mediana foi similar à encontrada nos Estados Unidos para TEA em geral no período de 2000 a 2002, porém bastante inferior às estimativas posteriores a 2006.[3]

Uma revisão mais recente, incluindo os estudos de prevalência publicados a partir de 2014, reuniu 13 estudos realizados na Europa, quatro no Oriente Médio, 11 nas outras regiões da Ásia, um na Austrália e quatro na América do Norte. Não foram encontrados estudos referentes à África, América Central e América do Sul.[3]

O Quadro 3.1 traz uma síntese das prevalências compiladas por essa revisão.

Em relação à incidência, as estimativas iniciais sugeriam o valor de 4 por 10.000. Contudo, a taxa considerada atualmente é de 30 a 60 por 10.000, com cerca de um quarto dos casos preenchendo os critérios para autismo infantil. Embora tais números provenham de estudos de diversas partes do mundo, deve-se ressaltar que ainda não é possível obter uma taxa absolutamente precisa devido à incerteza quanto aos limites da síndrome. Grande parte do aumento de incidências observado nas últimas décadas deve-se a uma maior sensibilidade diagnóstica, bem como a uma ampliação do conceito de autismo. Além disso, a maior diferença em relação às estimativas originais está relacionada ao diagnóstico em indivíduos com um quociente de inteligência (QI) não verbal dentro da faixa de normalidade.[2]

É importante notar que, conforme explicitado antes, a grande variabilidade encontrada é devida, em parte, às diferenças metodológicas concernentes à

QUADRO 3.1 SÍNTESE DA VARIAÇÃO DAS ESTIMATIVAS DE PREVALÊNCIA DE TRANSTORNOS RELACIONADOS AO AUTISMO, CONFORME ENCONTRADAS EM ESTUDOS PUBLICADOS A PARTIR DE 2014, POR REGIÃO GEOGRÁFICA

Região geográfica	Variação das taxas de prevalência (casos por 1.000)
Europa	4,2-31,3
Oriente Médio	1,1-15,3
Ásia	0,8-93,0
Austrália	14,1-25,2
América do Norte	8,7-18,5

Fonte: Chiarotti e Venerosi.[3]

detecção dos casos, à população envolvida e, em menor grau, à própria definição de caso. Ainda assim, os autores notaram que a análise longitudinal dos dados ao longo dos anos confirma o aumento nas prevalências estimadas nas últimas duas décadas pode ser devido, em parte, a outros determinantes potencialmente ligados à etiologia dos TEA. Além disso, concluíram que são necessários sistemas múltiplos e complementares para se obter melhores estimativas de prevalência dos TEA e se compreender as transformações nelas observadas, garantindo, com isso, sistemas de vigilância e parâmetros confiáveis para a comparação de resultados entre diferentes regiões.[3]

ESTUDOS DE CAUSALIDADE

A inferência causal[§] em epidemiologia, para ser considerada robusta, deve compreender uma narrativa complexa, envolvendo evidências provenientes de diferentes perspectivas e produzidas por uma variedade de métodos.[4]

Desde sua descrição inicial, diversos modelos têm sido propostos para explicar o surgimento de quadros autísticos. Assim, a teoria inicial propunha que pais pouco responsivos emocionalmente levavam a uma retração extrema das crianças para seu próprio mundo interno. Progressivamente, estudos de agregação familiar, de pares de gêmeos, de neuroimagem e de genética foram deixando cada vez mais evidente que fatores biológicos e um substrato genético estabeleciam uma base biológica para a etiologia.[6]

No entanto, a complexidade do neurodesenvolvimento e a sua dependência – cada vez mais reconhecida – de condições ambientais garantiram uma ampliação do escopo da investigação causal sobre os transtornos do desenvolvimento em geral e sobre os TEA em particular.

A literatura atual sugere que diversos fatores podem afetar o desenvolvimento cerebral e a sua diferenciação durante o período perinatal, resultando em transtornos do neurodesenvolvimento que se evidenciam em momentos diferentes da vida. Existem fortes evidências de que há participação de fatores genéticos, epi-

---

[§] Processo por meio do qual se buscam as causas de um determinado evento. No caso da epidemiologia, o processo de utilizar evidências de estudos para inferir as causas de doenças e de outras condições que afetam a saúde. Para uma discussão sobre o tema, recomendam-se os excelentes artigos de Krieger e Davey Smith,[4] Susser.[5]

genéticos e ambientais na etiologia do autismo. Contudo, os mecanismos subjacentes às alterações e aos prejuízos observados nos casos de TEA permanecem desconhecidos e ainda não existe uma teoria que organize, de forma articulada, as evidências que vêm surgindo.

A contribuição genética para a etiologia do autismo é reconhecida historicamente e sustentada por estudos familiares e de gêmeos. As estimativas de herdabilidade mais recentes nos Estados Unidos e na Europa variam entre 50 e 95%. O risco de recorrência em irmãos de crianças afetadas oscila entre 3 e 18%. Estudos genéticos têm relatado inúmeras variações raras, incluindo mutações e variações do número de cópias¶ relacionadas a características de autismo, embora estas sejam limitadas a uma pequena proporção (cerca de 10%) dos casos de autismo não sindrômico. Diversos genes candidatos foram identificados, e o efeito cumulativo de múltiplas variantes genéticas comuns tem sido reconhecido como parte do risco poligênico para o autismo e para outros transtornos psiquiátricos e do neurodesenvolvimento. Mais recentemente, o interesse tem recaído sobre avaliações de interações gene–ambiente, embora os estudos nessa área ainda estejam em estágio inicial.[6]

A regulação epigenética da expressão das informações contidas no ácido desoxirribonucleico (DNA) também tem sido foco de estudos nos últimos anos, sobretudo devido à possibilidade de seu envolvimento no mecanismo etiológico dos TEA. É possível que marcações epigenéticas, como alterações na metilação do DNA, estejam relacionadas aos efeitos das exposições ambientais às interações gene–ambiente, ou sirvam como marcadores para o autismo.[6]

No campo de investigação dos fatores ambientais potencialmente associados à ocorrência de TEA, sugere-se que diversos fatores individuais, familiares, pré, peri e neonatais podem contribuir para um maior risco.

O Quadro 3.2 resume algumas das evidências, até o momento, para os fatores de risco ambientais relacionados aos TEA.

CURSO DE VIDA

A promoção do desenvolvimento de indivíduos com TEA deve ser levada em conta no planejamento de ações voltadas para essa população e suas famílias.

¶ *Copy-number variations* no original.

QUADRO 3.2 — CONDIÇÕES INVESTIGADAS COMO POSSÍVEIS FATORES DE RISCO PARA O DESENVOLVIMENTO DE TRANSTORNO DO ESPECTRO AUTISTA

Fator ambiental	Condições com alguma associação com TEA já investigada
Substâncias químicas e poluentes	Poluição do ar, uso de pesticidas (organofosfatos e piretroides), ftalatos, polifenilas bicloradas
Dieta e estilo de vida maternos	Ácido fólico, vitaminas, ferro, ácidos graxos/consumo de peixes, tabagismo
Condições médicas e uso de medicações	Talidomida, ácido valproico/fármacos antiepiléticos, ISRSs
	Pré-eclâmpsia, diabetes gestacional, infecções congênitas/febre durante a gestação

ISRSs, inibidores seletivos de recaptação de serotonina; TEA, transtorno do espectro autista.
Fonte: Elaborado com base em Hertz-Picciotto, Schmidt e Krakowiak.[7]

Recentemente, a abordagem do curso de vida tem sido utilizada para examinar questões relacionadas ao autismo, uma vez que ele configura uma condição crônica e relacionada a um desenvolvimento cerebral atípico. Desse modo, surgem alterações na manifestação da síndrome ao longo do tempo, assim como novos desafios. As transições vitais, como a entrada na escola, a passagem para a adolescência e a entrada na vida adulta, com suas exigências de autonomia, são exemplos.[8]

Embora estudos examinando desfechos relacionados à vida adulta independente (a obtenção e a manutenção de empregos e relacionamentos interpessoais fora da família) mostrem melhora ao longo do tempo, a comparação com crianças e adultos sem TEA ainda evidencia piores desfechos para os autistas. Além disso, estudos que avaliam a qualidade de vida desses indivíduos mostram uma situação de precariedade, com qualidade de vida pior quando comparada à de pessoas sem autismo. Além disso, a prevalência de transtornos mentais comórbidos varia de 30 a 70%, a depender do estudo considerado, demonstrando mais uma fragilidade que precisa ser considerada no cuidado dessas pessoas.[8]

As trajetórias de desenvolvimento que levam a tais desfechos são um ponto que deve ser mais investigado e, inclusive, têm começado a despertar o interesse de pesquisadores nos últimos anos. A partir desse conhecimento, intervenções para minimizá-los ou evitá-los podem ser elaboradas, levando em conta setores além da saúde, como educação e assistência social.

CONSIDERAÇÕES FINAIS

Os TEA são, cada vez mais, reconhecidos como condições que necessitam de cuidados específicos. O conhecimento sobre sua distribuição populacional e sobre os fatores associados com sua ocorrência são relevantes para que possam ser elaborados programas e políticas que atendam às necessidades dessa população. Tais necessidades incluem olhares específicos para cada faixa etária. Assim, deve-se levar em conta as peculiaridades que o indivíduo acometido por tais transtornos tem durante todo o seu período de vida, desde a primeira infância até o envelhecimento.

REFERÊNCIAS

1. Szklo M, Nieto J. Epidemiology: beyond the basics. 4th ed. Burlington: Jones and Bartlett Learning; 2019.

2. Rutter M. Incidence of autism spectrum disorders: changes over time and their meaning. Acta Paediatr. 2005;94(1):2-15.

3. Chiarotti F, Venerosi A. Epidemiology of autism spectrum disorders: a review of worldwide prevalence estimates since 2014. Brain Sci. 2020;10(5):274.

4. Krieger N, Davey Smith G. The tale wagged by the DAG: broadening the scope of causal inference and explanation for epidemiology. Int J Epidemiol. 2016;45(6):1787-808.

5. Susser M. The logic of sir karl popper and the practice of epidemiology. Am J Epidemiol. 1986;124(5):711-8.

6. Lyall K, Croen L, Daniels J, Fallin MD, Ladd-Acosta C, Lee BK, et al. The changing epidemiology of autism spectrum disorders. Annu Rev Public Health. 2017;38:81-102.

7. Hertz-Picciotto I, Schmidt RJ, Krakowiak P. Understanding environmental contributions to autism: Causal concepts and the state of science. Autism Res. 2018;11(4):554-86.

8. Drmic IE, Szatmari PVF. Life course health development in autism spectrum disorders. In: Halfon N, Forrest CB, Lerner RM FE, editors. Handbook of life course health development. Rockville: Springer; 2018.

CARACTERIZAÇÃO DO AUTISMO

4

PAOLA RIBAS GONZALEZ DA ROCHA

PONTOS-CHAVE

- O TEA é um transtorno do neurodesenvolvimento.
- Adultos com TEA apresentam funcionamento psicossocial insatisfatório, com dificuldades em estabelecer sua independência devido à rigidez e às dificuldades contínuas de adaptação.
- Adultos com TEA apresentam dificuldades extremas para planejar, organizar e enfrentar mudanças, gerando impacto negativo na vida acadêmica e profissional.
- Os sintomas individuais não são específicos do TEA, ocorrendo em muitos transtornos mentais e até em indivíduos saudáveis.
- O diagnóstico deve ser realizado por profissionais especializados não somente no TEA, mas em todos os diagnósticos diferenciais.
- Muitas das comorbidades do TEA também podem ser diagnósticos diferenciais, devendo ser tratadas de acordo com as diretrizes.

DIAGNÓSTICO

Os transtornos do espectro autista (TEA) são caracterizados por anormalidades clinicamente relevantes que se manifestam nos primeiros anos de vida. Achados de um estudo populacional recente mostram que, para cada três casos de TEA diagnosticados em crianças em idade escolar, mais dois casos permanecem não reconhecidos, e, além disso, que muitos indivíduos chegam à idade adulta sem terem sido diagnosticados na infância ou na adolescência.[1,2]

O TEA está associado a consideráveis limitações na adaptabilidade e na qualidade de vida, comprometendo as habilidades cognitivas, verbais, motoras, sociais e adaptativas do indivíduo. O transtorno persiste por toda a vida e pode ser significativamente melhorado por intervenções terapêuticas ao nível dos sintomas, mas não curado.[3]

MANIFESTAÇÕES DO TEA

As três áreas das principais manifestações do TEA podem ser didaticamente descritas em (1) distúrbios da interação social, (2) comunicação prejudicada e (3) interesses limitados e padrões de comportamento repetitivos. Elas são descritas a seguir.

Distúrbios da interação social

A principal característica desses distúrbios é a falta de compreensão intuitiva das regras que norteiam as relações interpessoais. Desde a primeira infância existe um isolamento social, com pouco interesse do indivíduo em iniciar ou manter amizades, sobretudo com pares da mesma idade. Os tipos de contato social podem ser excêntricos ou altamente autocentrados. Os familiares podem descrever o indivíduo como frio e egoísta, mas também confiável, honesto e livre de preconceitos culturais ou sexistas.[4] Há dificuldades marcantes na avaliação adequada do contexto de situações sociais ("coerência central") e na empatia, isto é, na capacidade de reconhecer os sentimentos, intenções e atitudes de outras pessoas, para criar uma imagem do outro em seus próprios pensamentos e emoções e senti-la vicariamente. Outra forma de caracterizar isso é pela sua "teoria da mente" prejudicada.[5,6]

Comunicação prejudicada

Consiste na deficiência acentuada na percepção, interpretação e implementação de comunicação não verbal mutuamente modulada e orientada ao contexto (p. ex., expressões faciais, prosódia, postura corporal e gesticulação). O contato visual pode ser visivelmente evasivo ou alternativamente fixo, sem ser usado para fins comunicativos. Apesar de possuir habilidades de linguagem altamente desenvolvidas em termos de gramática e vocabulário, o indivíduo carece de compreensão do conteúdo sociopragmático (p. ex., solicitações implícitas, frases definidas) e do conteúdo semântico (p. ex., ironia, metáfora), de modo que a comunicação tende a ser altamente formalista.

Interesses limitados e padrões de comportamento repetitivos

Os interesses e atividades são caracterizados por intenso envolvimento em áreas altamente circunscritas (p. ex., a coleta e catalogação de tipos específicos de informações), interesses em sistemas e estruturas de regras (p. ex., sintaxe da linguagem ou tabelas) e falta de contexto social. A flexibilidade cognitiva limitada pode se manifestar na devoção incomum à ordem e na introdução de rituais na vida cotidiana que devem ser rigidamente respeitados, provocando ansiedade no indivíduo quando estes são interrompidos. As manifestações psicopatológicas comuns incluem anormalidades sensoriais e motoras, distúrbios regulatórios de atenção e emoção, manifestações psicóticas transitórias e comportamento alimentar anormal. Em alguns casos, essas manifestações concomitantes realmente dominam o quadro clínico, agravando as dificuldades no diagnóstico diferencial.

O TERMO "TRANSTORNO DO ESPECTRO AUTISTA"

O termo "transtorno do espectro autista" descreve um grupo de transtornos que pertencem ao grupo heterogêneo dos transtornos profundos do desenvolvimento na *Classificação Estatística Internacional de Doenças e Problemas Relacionados com a Saúde* –[7] 10ª edição (CID-10), sendo dividido nos subtipos "autismo na primeira infância", "síndrome de Asperger", "autismo atípico" e outros subgrupos muito inespecíficos.

Na 5ª edição do *Manual Diagnóstico e Estatístico de Transtornos Mentais* (DSM-5)[8], o termo "transtorno do espectro autista" foi listado pela primeira vez como uma classificação independente na categoria de transtornos do neurodesenvolvimento, tendo sido eliminada a sua divisão em subtipos. A justificativa para essa decisão foram os resultados de estudos que mostram que nem o contexto clínico[9] e nem os estudos empíricos fizeram uma distinção entre os subtipos com base no DSM-IV. Assim, o termo "espectro" se refere à intensidade dos sintomas de TEA, que podem variar dimensionalmente. A diferenciação entre doenças é categoricamente possível – embora difícil na maioria dos casos.[10] Isso significa que os diagnósticos categóricos permaneceram no DSM-5 e no DSM-5-TR, mas a dimensionalidade da intensidade dos sintomas passou a ser levada em consideração (Quadro 4.1).

QUADRO 4.1 CRITÉRIOS DE DIAGNÓSTICO PARA TRANSTORNOS DO ESPECTRO AUTISTA DE ACORDO COM A CID-10 E O DSM-5-TR

	CID-10		DSM-5-TR
1	Prejuízos qualitativos em interações sociais mútuas (p. ex., avaliação inadequada de sinais sociais e emocionais; incapacidade de usar contatos visuais, expressões faciais e gestos para regular a interação social; incapacidade de estabelecer relacionamentos).	A	Déficits consistentes e clinicamente relevantes nas áreas de comunicação e interação social. As seguintes anormalidades devem estar presentes: A. déficits significativos na comunicação verbal e não verbal que são relevantes para a interação social; B. falta de reciprocidade socioemocional; C. incapacidade de desenvolver e manter relacionamentos com colegas de uma maneira apropriada para a idade intelectual.
2	Dificuldades qualitativas na comunicação (p. ex., atraso ou falha na linguagem falada; incapacidade de se comunicar com o outro; uso estereotipado da linguagem; nenhum jogo de fantasia).	B	Comportamentos, interesses e atividades limitadas e repetitivas. *Pelo menos dois dos seguintes sintomas*: sequências estereotipadas ou repetições de movimentos; uso estereotipado ou repetitivo de objetos ou linguagem; apego constante e inflexível à rotina ou a padrões ritualizados de comportamento verbal ou não

QUADRO 4.1 CRITÉRIOS DE DIAGNÓSTICO PARA TRANSTORNOS DO ESPECTRO AUTISTA DE ACORDO COM A CID-10 E O DSM-5-TR

	CID-10		DSM-5-TR
			verbal; interesses fixos e altamente limitados, anormais em intensidade ou conteúdo; hiper ou hiporreatividade a estímulos sensoriais ou interesse incomum em estímulos ambientais.
3	Padrões de comportamento, interesses e atividades limitados, repetitivos e estereotipados (p. ex., apego compulsivo a ações específicas não funcionais; maneirismos; preocupação predominante com subobjetos).	C	Os sintomas devem existir desde a primeira infância. Em alguns casos, os sintomas podem não se tornar claramente aparentes até que as demandas sociais aumentem. No entanto, se houver evidências de boas habilidades sociais e comunicativas na infância, o diagnóstico não deve ser descartado.
4	Existe desde a mais tenra infância; manifestações até o 3º ano de vida.	D	Os sintomas devem levar a uma deficiência clinicamente significativa nas áreas social, acadêmica e profissional ou em outras esferas do cotidiano.
5	Funcionamento prejudicado nas três áreas psicopatológicas.	E	Os sintomas não devem ser explicados por outro transtorno.
6	Os sintomas não devem ser explicados por outro transtorno.		

Fonte: Organização Mundial da Saúde,[7] American Psychiatric Association.[8]

O espectro varia de indivíduos gravemente afetados com deficiência intelectual e com falta de habilidades de linguagem ("baixo funcionamento") a indivíduos sem deficiência intelectual e com boas habilidades de linguagem ("alto funcionamento").

Diante do conceito de "espectro", passou a se reconhecer a possibilidade de diagnosticar TEA também em indivíduos cujos déficits não "se tornam totalmente manifestos até que as demandas de comunicação social excedam as capacidades limitadas" (p. ex., durante a adolescência ou a idade adulta).[8] Assim, diagnosticar TEA na idade adulta é um grande desafio para os profissionais de saúde mental, juntamente à necessidade de se tentar identificar a "geração perdida" de adultos com TEA.[11]

O primeiro desafio está relacionado às dificuldades encontradas para se obter a história do neurodesenvolvimento do indivíduo, associado às dificuldades na coleta de dados e no exame, uma vez que os sintomas principais podem ser mascarados pelos comportamentos aprendidos por estratégias cognitivas que esses adultos desenvolveram; dessa forma, eles podem não apresentar prejuízos substanciais.[8,12] Isso é frequentemente observado em mulheres adultas com TEA que são diagnosticadas mais tarde do que seus pares do sexo masculino,[13] o que pode se dever ao fato de as mulheres apresentarem mais sintomas de internalização – os quais podem ser facilmente confundidos com ansiedade ou depressão, podendo passar despercebidos.[14]

O segundo desafio pode estar relacionado ao fato de esses adultos terem sido incorretamente diagnosticados com outros transtornos psiquiátricos ao longo da vida. De fato, os sintomas de TEA se sobrepõem aos de outras condições psicopatológicas tais como transtornos da personalidade, psicoses, transtornos de ansiedade, transtornos obsessivo-compulsivos e deficiência intelectual, o que torna o TEA menos identificável por médicos que não estejam familiarizados com a condição, possibilitando diagnósticos incorretos.[15]

O terceiro desafio relaciona-se à presença de comorbidade com a condição autista, o que cobre, em parte, os sintomas centrais do TEA. Portanto, embora geneticamente determinado e neurobiologicamente ancorado, o diagnóstico de TEA só pode ser feito clinicamente e, em muitos casos, como já exposto, isso é um desafio mormente em razão da sobreposição de sintomas com muitos outros transtornos.

O princípio básico do diagnóstico do TEA é uma abordagem inicial ampla que leve em consideração todos os diagnósticos psiquiátricos. Só então deve ser feito um diagnóstico específico se houver suspeita de TEA. Todo diagnóstico psiquiátrico requer uma anamnese detalhada, incluindo os cuidadores (se possível), e relatórios escolares, independentemente da idade do indivíduo. Na infância, vídeos no ambiente doméstico e/ou escolar ajudam a avaliar o comportamento fora do ambiente do exame.

Estudos mostram que 90% dos pacientes encaminhados com diagnóstico tardio de TEA atendem aos critérios clínicos para TEA.[16] Uma possível razão para o atraso no diagnóstico, além das manifestações relativamente "leves" de autismo, pode ser encontrada na compensação social e cognitiva altamente eficaz desses indivíduos afetados. Em geral, eles têm inteligência alta ou acima da média e, muitas vezes, podem encobrir seus déficits de comunicação social e interação – até certo ponto – por meio de processos de aprendizagem cognitiva, com o desenvolvimento e "superaprendizagem" estereotipada de regras situacionais explícitas ("aprendizagem-modelo").

Indivíduos com alta competência verbal e habilidade introspectiva, quando afetados, ainda podem atingir um nível comparativamente alto de funcionamento psicossocial que costuma parecer normal, pelo menos superficialmente. Estudos mostram que 50 a 80% dos indivíduos com TEA de alto funcionamento (síndrome de Asperger) vivem de forma independente, até 80% concluíram o ensino superior e metade já relatou relacionamentos interpessoais íntimos.[16-18] Esse alto funcionamento requer uma adaptação cada vez maior das estruturas cognitivas e comportamentais autistas a um ambiente social cada vez mais complexo.[19]

Normalmente, as estratégias compensatórias não intuitivas têm sucesso até certo ponto e, por fim, falham por causa de sua rigidez excessiva em situações que ultrapassam o limiar – como sair da casa dos pais, iniciar um treinamento ocupacional, conseguir um primeiro emprego, mudar de ocupação ou tentar iniciar um relacionamento íntimo, por exemplo. Em consequência, até 70% dos indivíduos afetados desenvolvem distúrbios comórbidos, principalmente transtornos de ansiedade e depressão.[16,17,20] Se, então, procurarem ajuda médica, as manifestações desses distúrbios secundários poderão camuflar experiências e comportamentos autistas, levando a dificuldades tanto no diagnóstico diferencial quanto no tratamento.[21,22]

INSTRUMENTOS DE TRIAGEM

Os instrumentos de triagem existentes para TEA devem ser vistos criticamente no que diz respeito à sua qualidade diagnóstica. Isso quer dizer que nenhum instrumento existente é recomendado como obrigatório para a triagem; eles devem ser usados apenas com o objetivo de determinar a indicação para um estabelecimento específico detalhado ou para rejeitá-la.

Entre os instrumentos de rastreamento específicos para avaliação inicial de TEA na idade adulta, temos dois de autoavaliação:

- Quociente do Espectro do Autismo (AQ)[23]
- Quociente de Empatia (EQ)[24]

Como instrumento de triagem padronizado para avaliação de TEA em crianças, adolescentes e adultos por meio da observação comportamental, temos:

- ADOS-2 (Autism Diagnostic Observation Schedule)

Como instrumento de triagem padronizado para avaliação de TEA em crianças, adolescentes e adultos por meio de entrevista semiestruturada, temos:

- ADI-R (Autism Diagnostic Interview – Revised)

É importante atentarmos para o fato de que instrumentos de triagem não confirmam diagnóstico, bem como para o fato de que o diagnóstico de TEA é eminentemente clínico. O diagnóstico de TEA na idade adulta requer tempo, recursos e experiência clínica. Assim, hipoteticamente, podemos tentar estabelecer um processo diagnóstico em etapas (Quadro 4.2):

1. Quando o médico da atenção primária reconhece os sinais de alerta clínicos e seus efeitos psicossociais, pode-se aplicar um instrumento de triagem e encaminhar o paciente para o especialista em saúde mental com suspeita diagnóstica de TEA.
2. O especialista, então, avalia a presença e a intensidade das principais manifestações do TEA, fazendo uso de:
   - Informações acerca de habilidades prejudicadas (tanto na vida diária quanto no trabalho);
   - Avaliação tangencial do funcionamento do paciente;
   - Avaliação do uso intuitivo das modalidades comunicativas do paciente (expressões faciais, contato visual, frases definidas);
   - Informações sobre interesses típicos e padrões de comportamento ritualizados;
   - Informações sobre familiares (interações sociais, prejuízos na infância);
   - Anamnese atenta para evidências de negligência emocional grave ou abuso físico ou sexual na infância (os quais podem causar prejuízos significativos).
3. Se ainda houver suspeita de TEA com base na avaliação até esse ponto, deve ser feito um diagnóstico abrangente incluindo diagnósticos diferenciais e possíveis comorbidades.

Testes adicionais úteis podem incluir instrumentos neuropsicológicos para avaliar o perfil de desempenho cognitivo geral do paciente e déficits sociocognitivos circunscritos. Os testes de atenção e de funções executivas também podem fornecer pistas valiosas para áreas de baixo desempenho nas quais ajuda especial é necessária.[25-27]

QUADRO 4.2 PROCESSO DIAGNÓSTICO DO TRANSTORNO DO ESPECTRO AUTISTA EM ETAPAS

Suspeita →	Triagem →	Diagnóstico abrangente →	Diagnóstico diferencial →	Diagnóstico multiaxial
Pais Membros da família Própria pessoa Educadores Pediatra Médico de família Outros profissionais • Encaminhamento para um ambulatório psiquiátrico	Observação Lista de verificação Questionários Vídeos caseiros *Atenção:* Nenhum diagnóstico possível usando procedimentos de triagem • Transferência para um ambulatório especializado em TEA	Identificação de sintomas nas seções transversais e longitudinais Anamnese pessoal, externa e familiar Procedimentos de diagnóstico padronizados (ADOS-2, ADI-R) Diagnóstico de inteligência de desenvolvimento / multidimensional Registro padronizado de desenvolvimento de linguagem Gravação do nível funcional atual	Esclarecimento intensivo sobre se os sintomas podem ser explicados no contexto de outro transtorno psiquiátrico: • Deficiência intelectual • Distúrbios da linguagem • Distúrbios emocionais • Transtornos de ansiedade • TDAH • Transtorno da conduta • Transtorno da personalidade	Transtorno psiquiátrico Transtorno de desenvolvimento Nível de inteligência Sintomas físicos Circunstâncias psicossociais anormais associadas Avaliação do nível funcional psicossocial

ADI-R, Autism Diagnostic Interview – Revised; ADOS-2, Autism Diagnostic Observation Schedule; TDAH, transtorno de déficit de atenção/hiperatividade; TEA, transtorno do espectro autista.

DIAGNÓSTICO DIFERENCIAL

Quando se pensa em TEA na idade adulta, surge o seguinte questionamento: trata-se de diagnóstico diferencial ou de comorbidade psiquiátrica?

Até o momento, apenas alguns estudos abordaram a questão de como o diagnóstico tardio de TEA pode ser diferenciado de suas comorbidades psiquiátricas e diagnósticos diferenciais, sendo que a maioria dos estudos foram dedicados a essa questão referindo-se a uma idade típica.[21,22] Existe uma sobreposição fenomenológica do TEA diagnosticado tardiamente com outras condições psiquiátricas, conforme apresentado na Figura 4.1.

Em termos de diagnóstico diferencial, todos os transtornos psiquiátricos da infância, da adolescência e da idade adulta são questionados. A comorbidade também é debatida, havendo na literatura uma discussão sobre sua existência ou não no TEA, uma vez que alguns autores argumentam que o TEA, por si só, engloba quaisquer sintomas. Os diagnósticos diferenciais mais comuns de TEA no adulto são descritos a seguir.

TRANSTORNOS DA PERSONALIDADE SEMELHANTES À ESQUIZOFRENIA (TRANSTORNO DA PERSONALIDADE PARANOIDE, ESQUIZOIDE E ESQUIZOTÍPICA)

Indivíduos com TEA são "hipomentalizadores", ou seja, não conseguem reconhecer pistas sociais (como dicas verbais, linguagem corporal e gesticulação), ao passo que indivíduos com transtorno da personalidade semelhantes à esquizofrenia são "hipermentalizadores", isto é, interpretam exageradamente tais pistas em uma forma geralmente suspeita.[28] Embora possam ter estado socialmente isolados desde a infância, a maioria desses indivíduos com transtorno da personalidade exibiu um comportamento social bem adaptado quando crianças, assim como uma função emocional aparentemente normal.

TRANSTORNO DE ANSIEDADE SOCIAL

A principal característica desse transtorno é um medo intenso de situações em que o paciente ocupa o centro das atenções. Isso o leva ao desenvolvimento de

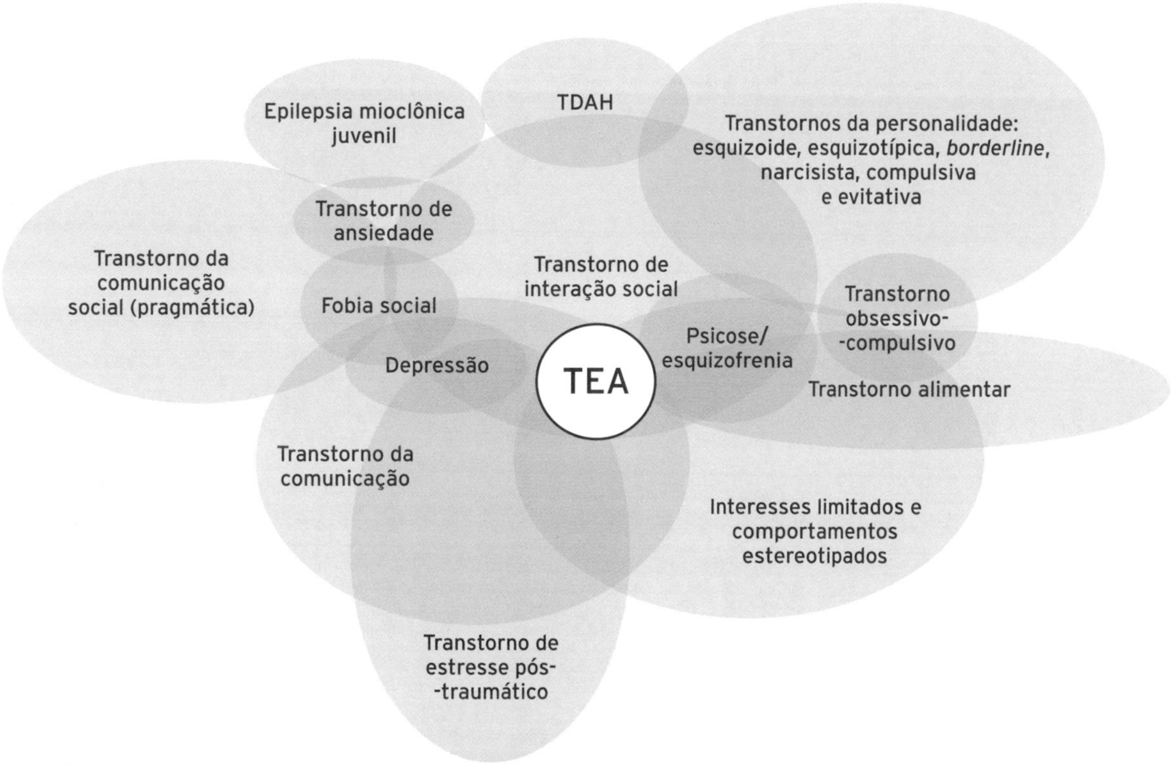

AUTISMO NO ADULTO   45

FIGURA 4.1 SOBREPOSIÇÃO FENOMENOLÓGICA DO TRANSTORNO DO ESPECTRO AUTISTA (TEA) DIAGNOSTICADO TARDIAMENTE COM OUTRAS CONDIÇÕES PSIQUIÁTRICAS.

TDAH, transtorno de déficit de atenção/hiperatividade.

estratégias para se manter afastado de tais situações, podendo haver retirada total do contato social. A causa de base é um medo profundo de críticas e julgamentos negativos por parte de outras pessoas. Os indivíduos desenvolvem inibições comportamentais sociais de longa data (p. ex., evitam contato visual, reduzem a expressão comunicativa desde a infância) e, quando enfrentam menos estresse social, geralmente conseguem reconhecer as emoções dos outros.

TRANSTORNO OBSESSIVO-COMPULSIVO

Esse transtorno pode prejudicar o funcionamento social e levar ao isolamento social se o desempenho de comportamentos compulsivos se tornar a maior parte da vida do paciente. As habilidades empáticas e sociocognitivas em geral não são afetadas. Adultos com TEA podem parecer obsessivo-compulsivos em função dos rituais de comportamento, sistemas de organização ou hábitos de coleta que perseguem intensamente, sentindo-se inquietos ou amedrontados sempre que tais ações não são realizadas.[22,29] Diferentemente dos indivíduos com transtorno obsessivo-compulsivo, porém, os adultos com TEA costumam perceber as ações repetitivas como razoáveis e apropriadas; além disso, as próprias ações carecem do caráter "neutralizante" das verdadeiras compulsões (p. ex., o desejo de lavar as mãos motivado por medo de contaminação).

TRANSTORNO DA PERSONALIDADE COMPULSIVA (ANANCÁSTICA)

As manifestações desse transtorno consistem em uma preocupação intensa com organização, listas e formalidades e uma ênfase nos detalhes periféricos em detrimento de flexibilidade e abertura. Como resultado, a competência social desses pacientes pode ser fortemente prejudicada. Seu comportamento de contato social é caracterizado por formalismo, distância e adesão estrita a noções rígidas de moralidade e valores. Padrões de desempenho excessivamente altos, perfeccionismo, inclinação desproporcional à autocrítica e indecisão agonizante quando regras e valores habituais não se aplicam são, também, características do transtorno da personalidade compulsiva, não sendo observadas na mesma proporção e com características tão marcantes em adultos com TEA.

DEFICIÊNCIA INTELECTUAL

Indivíduos com deficiência intelectual apresentam dificuldades de comunicação, como, por exemplo, linguagem não desenvolvida adequadamente para sua idade, ecolalia, habilidades reduzidas em jogos imaginativos, limitações na comunicação não verbal, habilidades fracas em reconhecer emoções e "teoria da mente", comportamentos restritivos e repetitivos mais ou menos pronunciados, interesses sensoriais incomuns, comportamentos auto ou heteroagressivos – sintomas, estes, que são semelhantes aos do TEA. As diferenças são quantitativas e, no diagnóstico diferencial, as constelações de sintomas em particular devem ser levadas em consideração.

Indivíduos que têm deficiência intelectual com TEA apresentam mais déficits de habilidades sociais, enquanto indivíduos apenas com deficiência intelectual têm motivação e orientação social (contato visual, atenção dividida, comunicação não verbal) menos prejudicadas. No caso de comportamentos repetitivos e estereotipados, a idade e a intensidade em relação à extensão da deficiência intelectual devem ser levadas em consideração: quanto mais jovem o indivíduo e mais pronunciada a deficiência intelectual, mais comportamentos estereotipados e repetitivos podem ser esperados, mesmo sem TEA.

A comorbidade de deficiência intelectual e TEA é alta (além da epilepsia), sendo este o transtorno comórbido mais comum. Sendo este o diagnóstico diferencial primário, é mais importante saber se há TEA em concomitância com deficiência intelectual do que saber se há deficiência intelectual ou TEA. De acordo com o DSM-5,[8] para diagnosticar um TEA em uma deficiência intelectual, os déficits nas áreas de interação social e comunicação devem ser mais pronunciados do que o esperado em relação ao desempenho cognitivo geral. Para a prática clínica, isso significa que o diagnóstico de TEA com deficiência intelectual existente pode, muitas vezes, não ser validado (especialmente em crianças muito pequenas), servindo apenas como um diagnóstico suspeito.

TRANSTORNO DE DÉFICIT DE ATENÇÃO E HIPERATIVIDADE (TDAH)

A tríade desse transtorno consiste em falta de atenção, falta de controle de impulsos e aumento da atividade motora, resultando em prejuízo do desempenho sociocognitivo. Os achados genéticos e neuropsicológicos sugerem que o TEA e o TDAH são etiológica e patogeneticamente relacionados, embora ainda não esteja claro se há uma comorbidade "genuína" ou, melhor, um fenótipo específico do TEA com manifestações semelhantes às do TDAH.[30] Os problemas de atenção no TEA incluem maior distração por estímulos externos e intolerância ao estresse. O comportamento pode se tornar impulsivo se os padrões rígidos de comportamento e os rituais forem interrompidos. Coordenação motora prejudicada, linguagem corporal bizarra e contato visual fugaz também podem ser características de ambas as condições.

Fenomenologicamente, o TEA é distinguível do TDAH, sendo o TEA caracterizado por:

- Prejuízo grave na comunicação social e emocional;
- Padrões de comportamento caracteristicamente restritivos e interesses especiais;
- Estilo perceptivo orientado por detalhes;
- Falta de volatilidade de pensamento e comportamento;
- Comportamento mais grave nos modos comunicativos de expressão;
- Tendência mais rara à desorganização.

CONSIDERAÇÕES FINAIS

O TEA é muito heterogêneo e, por isso, seu diagnóstico diferencial é de grande importância. Devido à sobreposição dos sintomas com outros transtornos, o diagnóstico requer ampla experiência em todo o espectro de transtornos autistas, bem como em todos os diagnósticos diferenciais relevantes. A complexidade da avaliação diagnóstica se deve igualmente ao fato de que muitos dos diagnósticos diferenciais relevantes também podem ser comorbidades com TEA subjacente. Em muitos casos, é necessário saber se os "sintomas aparentemente autistas" existem no contexto de outro transtorno. Isso é de importância central; caso contrário, ocorrerão tentativas de tratamento ineficazes e cronificação.

REFERÊNCIAS

1. Brugha TS, McManus S, Bankart J, Scott F, Purdon S, Smith J, et al. Epidemiology of autism spectrum disorders in adults in the community in England. Arch Gen Psychiatry. 2011;68(5):459-65.

2. Pilling S, Baron-Cohen S, Megnin-Viggars O, Lee R, Taylor C; Guideline Development Group. Recognition, referral, diagnosis, and management of adults with autism: summary of NICE guidance. BMJ. 2012;344:e4082.

3. Poustka L, Kamp-Becker I. Current practice and future avenues in autism therapy. Curr Top Behav Neurosci. 2017;30:357-78.

4. Dose M. Das Asperger-syndrom [Asperger syndrome]. Fortschr Neurol Psychiatr. 2010;78(4):233-41; quiz 242-4.

5. Happé F, Frith U. The weak coherence account: detail-focused cognitive style in autism spectrum disorders. J Autism Dev Disord. 2006;36(1):5-25.

6. Spek AA, Scholte EM, Van Berckelaer-Onnes IA. Theory of mind in adults with HFA and Asperger syndrome. J Autism Dev Disord. 2010;40(3):280-9.

7. Organização Mundial da Saúde. Classificação de transtornos mentais e de comportamento da CID-10. Porto Alegre: Artmed; 1993.

8. American Psychiatric Association. Manual diagnóstico e estatístico de transtornos mentais: DSM-5-TR. 5. ed. revis. Porto Alegre: Artmed; 2023.

9. Lord C, Petkova E, Hus V, Gan W, Lu F, Martin DM, et al. A multisite study of the clinical diagnosis of different autism spectrum disorders. Arch Gen Psychiatry. 2012;69(3):306-13.

10. Coghill D, Sonuga-Barke EJ. Annual research review: categories versus dimensions in the classification and conceptualisation of child and adolescent mental disorders-implications of recent empirical study. J Child Psychol Psychiatry. 2012;53(5):469-89.

11. Lai MC, Baron-Cohen S. Identifying the lost generation of adults with autism spectrum conditions. Lancet Psychiatry. 2015;2(11):1013-27.

12. Happé FG, Mansour H, Barrett P, Brown T, Abbott P, Charlton RA. Demographic and cognitive profile of individuals seeking a diagnosis of autism spectrum disorder in adulthood. J Autism Dev Disord. 2016;46(11):3469-80.

13. Giarelli E, Wiggins LD, Rice CE, Levy SE, Kirby RS, Pinto-Martin J, et al. Sex differences in the evaluation and diagnosis of autism spectrum disorders among children. Disabil Health J. 2010;3(2):107-16.

14. Hull L, Mandy W. Protective effect or missed diagnosis? Females with autism spectrum disorder. Future Neurol. 2017;12(3):159-69.

15. Lai MC, Lombardo MV, Baron-Cohen S. Autism. Lancet. 2014;383(9920):896-910.

16. Lehnhardt FG, Gawronski A, Volpert K, Schilbach L, Tepest R, Vogeley K. Das psychosoziale Funktionsniveau spätdiagnostizierter Patienten mit Autismus-Spektrum-Störungeneine retrospektive Untersuchung im Erwachsenenalter [Psychosocial functioning of adults with late diagnosed autism spectrum disorders – a retrospective study]. Fortschr Neurol Psychiatr. 2012;80(2):88-97.

17. Hofvander B, Delorme R, Chaste P, Nydén A, Wentz E, Ståhlberg O, et al. Psychiatric and psychosocial problems in adults with normal-intelligence autism spectrum disorders. BMC Psychiatry. 2009;9:35.

18. Marriage S, Wolverton A, Marriage K. Autism spectrum disorder grown up: a chart review of adult functioning. J Can Acad Child Adolesc Psychiatry. 2009;18(4):322-8.

19. Sperry LA, Mesibov GB. Perceptions of social challenges of adults with autism spectrum disorder. Autism. 2005;9(4):362-76.

20. Lugnegård T, Hallerbäck MU, Gillberg C. Psychiatric comorbidity in young adults with a clinical diagnosis of Asperger syndrome. Res Dev Disabil. 2011;32(5):1910-7.

21. Stewart ME, Barnard L, Pearson J, Hasan R, O'Brien G. Presentation of depression in autism and Asperger syndrome: a review. Autism. 2006;10(1):103-16.

22. Cath DC, Ran N, Smit JH, van Balkom AJ, Comijs HC. Symptom overlap between autism spectrum disorder, generalized social anxiety disorder and obsessive-compulsive disorder in adults: a preliminary case-controlled study. Psychopathology. 2008;41(2):101-10.

23. Baron-Cohen S, Wheelwright S, Skinner R, Martin J, Clubley E. The autism-spectrum quotient (AQ): evidence from Asperger syndrome/high-functioning autism, males and females, scientists and mathematicians. J Autism Dev Disord. 2001;31(1):5-17.

24. Baron-Cohen S, Wheelwright S. The empathy quotient: an investigation of adults with Asperger syndrome or high functioning autism, and normal sex differences. J Autism Dev Disord. 2004;34(2):163-75.

25. Murphy DG, Beecham J, Craig M, Ecker C. Autism in adults. New biologicial findings and their translational implications to the cost of clinical services. Brain Res. 2011;1380:22-33.

26. Lehnhardt FG, Gawronski A, Volpert K, Schilbach L, Tepest R, Huff W, et al. Autismus-Spektrum-Störungen im Erwachsenenalter: Klinische und Neuropsychologische Befunde Spätdiagnostizierter Asperger-Syndrome [Autism spectrum disorders in adulthood: clinical and neuropsychological findings of Aspergers syndrome diagnosed late in life]. Fortschr Neurol Psychiatr. 2011;79(5):290-7.

27. Ambery FZ, Russell AJ, Perry K, Morris R, Murphy DG. Neuropsychological functioning in adults with Asperger syndrome. Autism. 2006;10(6):551-64.

28. Barneveld PS, Pieterse J, de Sonneville L, van Rijn S, Lahuis B, van Engeland H, et al. Overlap of autistic and schizotypal traits in adolescents with Autism Spectrum Disorders. Schizophr Res. 2011;126(1-3):231-6.

29. Wakabayashi A, Baron-Cohen S, Ashwin C. Do the traits of autism-spectrum overlap with those of schizophrenia or obsessive-compulsive disorder in the general population? Res Autism Spectr Disord. 2012;6(2):717-25.

30. Sinzig J, Walter D, Doepfner M. Attention deficit/hyperactivity disorder in children and adolescents with autism spectrum disorder: symptom or syndrome?. J Atten Disord. 2009;13(2):117-26.

ASPECTOS COGNITIVOS DO AUTISTA ADULTO

CAROLINA RABELLO PADOVANI

PONTOS-CHAVE

- O autismo é um transtorno do neurodesenvolvimento que afeta o indivíduo da infância à vida adulta.
- No autismo há um padrão heterogêneo de alterações, ou seja, trabalha-se com a ideia de um *continuum* de manifestações.
- As anormalidades neuroanatômicas e neuropatológicas contribuem para alterações funcionais e, como consequência, para alterações comportamentais.
- O conceito de "espectro" é derivado da diversidade sintomatológica oriunda da variabilidade dos níveis de inteligência nessa população. Assim, convencionou-se dizer que o quociente de inteligência (QI) é um forte preditor de seu prognóstico.
- Com relação aos aspectos cognitivos, é importante estar atento às variações na aquisição da linguagem, nas funções executivas e na coerência central.
- Em indivíduos com autismo, as habilidades sociais e o desenvolvimento afetivo e sexual, entre outros aspectos relacionados à sociabilidade, são impactados por falhas na teoria da mente, nas habilidades de comunicação e na capacidade imaginativa.
- Interesses restritos e limitado repertório de estratégias podem impactar na autonomia de indivíduos autistas.

O autismo começa na infância e dura a vida toda. A gravidade do quadro acomete o indivíduo desde o início – por isso convencionou-se cunhá-lo como "transtorno do neurodesenvolvimento" – e expressa-se de forma bastante heterogênea. Conforme cada pessoa cresce, sabemos que ela irá se deparar com situações cada vez mais complexas e refinadas. Apesar de, geralmente, falarmos em "crianças autistas", essas crianças crescem e tornam-se, como todas as demais, indivíduos adultos.

Abordado como quadro pela primeira vez por Leo Kanner, em 1943, o conceito de autismo estava vinculado à descrição de 11 crianças. De lá para cá, o autismo alcançou maior espaço de atenção clínica; atualmente, identificamos uma ampliação na ocorrência dos chamados "diagnósticos tardios", isto é, de adolescentes e jovens adultos que têm sido caracterizados como autistas apesar de não terem recebido o diagnóstico durante a infância.

Historicamente, é muito comum usar o modelo da clínica do adulto como matriz para a clínica da infância – a própria ideia de "infância" é recente –, configurando uma prática de adultização da psicopatologia das crianças. Todavia, crianças não são adultos em miniatura e a apresentação sintomatológica na criança tem características próprias que acompanham o seu desenvolvimento.

Ao tratarmos do autista adulto, precisamos ser cuidadosos para não tomarmos o caminho oposto: infantilizá-lo e, assim, perdermos as alterações próprias da fase adulta. Estas serão influenciadas pelas ocorrências prévias, sejam elas do próprio desenvolvimento do indivíduo, sejam dos sistemas de apoio e do tratamento ofertados durante sua infância e adolescência.

Neste capítulo, abordamos os principais aspectos cognitivos do autista adulto. Conforme mencionado de antemão, quando falamos em autismo, pensar sua apresentação no adulto é, invariavelmente, pensar na criança, uma vez que se trata de um transtorno do neurodesenvolvimento. Por isso, é indispensável ter em mente que o indivíduo autista se desenvolve de forma diferente, ou "atípica", como tem se dito hoje com frequência, evidenciando um padrão "não típico" e, sobretudo, não homogêneo de acometimentos que variam de grau. Tal padrão representará um complexo conjunto de déficits que irão divergir em seu impacto na funcionalidade e na adaptação do sujeito.

Independentemente da forma de apresentação desse intrincado conjunto de alterações, em todos os indivíduos autistas encontramos um quadro grave que (fazendo uso de termos da psicologia evolucionista), afeta sobremaneira a sua capacidade de sobreviver (p. ex., arrumar comida) e de passar seus genes para a frente (p. ex., ter filhos e cuidar da prole). Dessa forma, temos diante de nós um indivíduo incapaz de competir em pé de igualdade com seus pares e que enfrenta uma variedade de dificuldades de adaptação social, em que se pesem as dificuldades de comunicação e expressão verbal, além das alterações de conduta e de variáveis dificuldades de aprendizado.

Não há, portanto, um perfil único que defina e delimite precisamente o adulto autista. Trabalhamos com a ideia de um *continuum* de manifestações em diferentes setores, divididos de maneira artificial – porque o funcionamento como um "todo" não é, nesse caso, a mera soma das partes. Dito isso, efetuamos uma divisão, apenas em prol da didática, sob os seguintes operadores: processamento de informações, nível de inteligência, linguagem, funções executivas, habilidades sociais, interesses restritos, autonomia, desenvolvimento afetivo-sexual, entre outros.

Optamos por abarcar, além dos aspectos cognitivos, algumas questões funcionais (como o desenvolvimento afetivo-sexual), com o intuito de proporcionar uma visão ampliada de como repercutem, na prática, algumas das principais alterações cognitivas descritas na literatura de forma muitas vezes excessivamente teórica, rasa e linear.

À guisa de deixarmos circundantes os principais critérios diagnósticos, reconhecemos como autismo a tríade (apesar de o *Manual Diagnóstico e Estatístico de Transtornos Mentais* (DSM-5-TR)[1] condensá-los em uma díade) de anormalidades que (1) acometem o desenvolvimento social do sujeito, (2) afetam sua capacidade de comunicação e são acompanhadas por (3) comportamentos e interesses caracterizados como repetitivos/obsessivos. Isso posto, neste capítulo apresentamos alterações associadas a tais esferas de acometimento.

É válido destacar que essas alterações têm efeito "sistêmico", isto é, encontram-se correlacionadas. Por exemplo, não podemos isolar a discussão acerca das alterações de linguagem – que afetam as habilidades de comunicação – dos prejuízos observados em habilidades sociais. Igualmente podemos dizer das disfunções executivas, que do mesmo modo modificam as formas como o sujeito se insere e atua nas relações interpessoais.

Por fim, tratamos rapidamente das chamadas "ilhas de habilidades". Neste ponto, uma ressalva é indispensável: nem todos os indivíduos autistas irão apresentar conhecimentos específicos em algum âmbito, e nem todas as pessoas que têm conhecimentos específicos são necessariamente autistas.

ALTERAÇÕES NO PROCESSAMENTO DE INFORMAÇÕES

Anormalidades anatômicas têm sido identificadas em muitas áreas cerebrais no autismo, incluindo cerebelo, tronco encefálico, lobos frontais, lobos parietais, hipocampo e amígdala.[2] Também sabemos que existem diferentes **condições neurológicas** e **genéticas** que costumam estar associadas ao autismo, como a epilepsia.

Obviamente, todas essas possibilidades – anormalidades neuroanatômicas e neuropatológicas – contribuem para alterações funcionais e, como consequência, para alterações comportamentais. Se usarmos o modelo computacional para descrever alterações de processamento de informações no autismo, diríamos que estamos diante de disfunções no *hardware* e no *software*.

Ao abordarmos o processamento de informações falando desses dois aspectos – *hardware* (questões anatômicas e neuropatológicas) e *software* (recebimento, identificação, processamento, comportamentos) –, encontramos um modelo simplificado, embora útil, para explicar o amplo conjunto de alterações.

A **hipersensibilização** ou a **hipossensibilização** referem-se, respectivamente, ao aumento ou à diminuição da sensibilidade a estímulos, que podem variar tanto por conta dos **receptores de informações** (táteis, sonoros) quanto por conta do tipo de estímulos (toque, som). Assim, temos que a própria entrada da informação que irá ser processada pode estar alterada – e o que ocorrer em seguida, portanto, provavelmente sofrerá impacto. Estudos com exames de neuroimagem apontam que indivíduos autistas, de fato, processam as informações em áreas diferentes do que fazem, em média, sujeitos normais.

Não apenas a entrada e o processamento das informações podem estar alterados, mas também a **velocidade** em que ocorrem os processos. É possível verificar, por exemplo, na escala de avaliação de traços autísticos (ATA) o subitem "tempo de latência de resposta aumentado".

NÍVEL DE INTELIGÊNCIA

Um primeiro ponto – e de fundamental importância – é a associação do autismo com a deficiência mental. O próprio conceito de "espectro" é derivado da diversidade sintomatológica oriunda da variabilidade dos níveis de inteligência nessa população.

Assim, convencionou-se dizer que o **quociente de inteligência** (QI) é um forte preditor de suas consequências:[2] quanto mais baixo o QI, pior o prognóstico. Outros autores mencionam que tanto o nível de desenvolvimento da linguagem quanto o QI são preditores da evolução do quadro, ou seja, devem ser vistos juntos, apesar de o QI tender a permanecer estável da infância até a vida adulta.[3] Todavia, vale destacar que o prognóstico no autismo está associado a uma série de fatores, não apenas QI e linguagem.

Estima-se que três quartos da população com transtorno do espectro autista (TEA) tenham algum grau de deficiência intelectual.[4] Isso representa dizer que apenas 25% têm inteligência normal.

LINGUAGEM

O autismo é frequentemente acompanhado por atrasos no desenvolvimento da linguagem, embora não sejam características exclusivas dos TEA, nem sejam universais dentro dele.[5] Dificuldades de linguagem também estão correlacionadas com déficits no funcionamento intelectual e no desempenho educacional em diferentes populações.

A variabilidade de alterações de linguagem encontradas vai desde (1) linguagem **ausente**, passando por (2) **limitada** (com presença de ecolalia); (3) uso incorreto de pronomes, preposições, uso idiossincrático de frases; até (4) interpretações literais, frases gramaticais repetitivas. Esse último caso, com alterações muito mais sutis, costuma ser o descrito em pessoas anteriormente classificadas como *aspergers* ou com transtorno invasivo do desenvolvimento sem outra especificação (TID-SOE) – hoje, pelo DSM-5-TR,[1] isso corresponderia a TEA de nível 1.

Cerca de 20 a 30% dos indivíduos com TEA têm histórico de **regressão** na linguagem, isto é, têm perda de habilidades linguísticas existentes em torno da idade de 30 a 36 meses.[6]

FUNÇÕES EXECUTIVAS

Uma explicação cognitiva amplamente aceita para alguns dos problemas de comportamento presentes no autismo é a **teoria da disfunção executiva**. Essa teoria está vinculada à analogia com falhas funcionais em pacientes neuropsicológicos que sofreram danos nos lobos frontais, como **rigidez** comportamental, **perseveração**, baixa iniciativa para novas ações e tendência a seguir uma rotina, ter comportamentos repetitivos e alguns rituais elaborados.[7]

Um conceito que ganhou peso na descrição dos aspectos cognitivos do autismo foi o da **sistematização**, sendo frequentemente contraposto às habilidades de empatia (sobre a qual falamos mais adiante, no tópico "Habilidades sociais"). Esse aspecto também ficou conhecido como **teoria do cérebro extremo masculino**, descrita como a personalidade masculinizada dos indivíduos com autismo, apresentando habilidades de sistematização concomitantes a falhas na empatia.[8]

A sistematização refere-se a um jeito de encarar o mundo de forma sistemática, isto é, partindo-se da premissa de que ele seja estruturado em sistemas, de maneira que, ao entendê-lo mediante a análise de suas cadeias de eventos, se permitiria (em teoria) a predição de ações. Há muitos sistemas ao nosso redor, porém nem tudo funciona tal qual um sistema.

Em outras palavras, a sistematização é útil quando lidamos com situações mais técnicas, como máquinas e ferramentas, bem como catalogações e programas de computador, mas costuma falhar quando lidamos com pessoas – momento em que as habilidades de empatia devem ser preponderantes.

A sistematização também tem sido associada aos comportamentos repetitivos e estereotipados dos indivíduos autistas, além de seus **interesses restritos**, que funcionariam como sistemas e, portanto, seriam controláveis e previsíveis.

COERÊNCIA CENTRAL

Dizer que os autistas têm fraca coerência central significa que esses indivíduos têm preferência por **processar detalhes** em detrimento do processamento global.

É frequente pensarmos a fraca coerência central em termos visuais, mas ela pode aparecer na dificuldade de interpretação de uma frase e/ou na integração de informações no interior de um texto.

Outro ponto em que podemos observar uma falha na coerência central desse público é na **análise de faces**. Se nos prendemos a um determinado ponto do rosto de alguém (p. ex., um levantar de sobrancelhas), corremos o risco de perder a expressão (é surpresa ou medo?). Toda expressão facial é um todo constituído por partes inter-relacionadas que não devem ser processadas separadamente.

A tendência de **sistematização** também está implicada aqui. A dificuldade de reconhecimento e entendimento das expressões faciais associa-se à inclinação de sistematizar dados a fim de analisá-los em partes. Isso quer dizer que o indivíduo autista tende a estabelecer regras (relações) entre as peças (partes do rosto) de maneira esquemática, artificial e, portanto, lentificada. Assim, o sujeito demora na codificação e, mesmo que acabe codificando adequadamente, atua *fora* do tempo. Aqui temos um exemplo evidente do que chamamos de **alterações de processamento de informações**.

Pensando no contexto das avaliações neuropsicológicas, podemos verificar – como exemplo do efeito da falha da coerência central – melhores rendimentos em tarefas de memória com conteúdo apresentado em listas (ou seja, de forma randômica) em relação ao conteúdo apresentado em narrativas (como histórias).

HABILIDADES SOCIAIS

A **teoria da mente** é um tópico da psicologia do desenvolvimento muito discutido no autismo e que se refere à capacidade de inferir uma gama de estados mentais (crenças, desejos, intenções, imaginação, emoções, etc.) que levam a alguma ação. De forma breve, quer dizer ser capaz de refletir sobre o conteúdo da própria mente e da dos outros.[9] Anormalidades no entendimento das mentes dos outros não são a única característica cognitiva dos TEA – como vimos antes, são também descritas baixa coerência central e disfunção executiva –, mas parecem ser o centro e possivelmente a anormalidade universal que acompanha os indivíduos autistas.[9]

É importante verificar que a reverberação desse tópico na literatura especializada, e o fato de paulatinamente ter sido capturado pelo senso comum, promoveu um alargamento a ponto de haver distorção. Ao se identificar uma pessoa que enfrenta dificuldade na percepção de intenções e/ou emoções alheias, não significa, necessariamente, que esse alguém esteja no espectro autista. Os sinônimos que costumamos utilizar para a teoria da mente, como "leitura da mente" e "compreensão da mente", podem muitas vezes contribuir para a confusão, dado que representam habilidades humanas essencialmente complexas.

Outro termo é **empatia**. Em geral, ele acopla uma gama de outras expressões tal como a própria "teoria da mente" e seus demais sinônimos recém-mencionados. A empatia envolve dois elementos: (1) a habilidade de atribuir estados mentais a si mesmo e aos outros, como uma via natural para dar senso de agentes (atuação) e (2) ter uma reação emocional que seja apropriada ao estado mental da outra pessoa, assim como ter simpatia.[2]

Não ter uma reação apropriada é algo muito vago e superficial. Uma pessoa pode emitir um comportamento inapropriado por diferentes razões: seja porque não consegue ou não sabe se comportar de outro modo, seja porque não quer e deseja passar alguma informação ao atuar inapropriadamente. Esses são apenas alguns exemplos. Por isso é importante analisar a natureza tanto da observada incapacidade em atribuir estados emocionais quanto da reação de forma inapropriada e de quando o comportamento ocorre (ou seja, sob que circunstâncias, em quais situações).

A possibilidade de entender o outro também é afetada pelas habilidades de comunicação. Nós usamos muito a **linguagem metafórica** para descrever nossos estados emocionais e, como sabemos, autistas tendem a ser literais e concretos, levando o que é dito ao pé da letra. Assim, enfrentam dificuldade para entender e associar a descrição com o que estão vendo ou experimentando.

As falhas na **capacidade imaginativa** de pessoas com TEA são outra faceta a ser considerada. Tal capacidade é afetada por déficits de funcionamento executivo, como dificuldades de abstração e flexibilidade cognitiva, que igualmente impactam no jogo social.

AUTONOMIA E INTERAÇÕES

O que foi mencionado até o momento se entrelaça aos prejuízos no **julgamento das emoções** dos outros e afeta a capacidade de "calibrar" as próprias atitudes a partir dos *feedbacks* da pessoa e do ambiente. Assim, pessoas com autismo tendem a apresentar rigidez no contato e apego a regras que foram aprendidas, enfrentando dificuldade de contextualização, ou seja, da verificação sobre se determinada conduta deve ou não aparecer em um dado ambiente ou situação.

Pessoas com autismo costumam saber as **regras sociais**, porém as habilidades sociais são muito mais complexas do que a mera aplicação das regras. Em muitos contextos, há regras que precisam ser rapidamente aprendidas ou que precisam ser mudadas. Essa "fluidez social" costuma ser muito difícil de ser captada por autistas.

Atitudes e **vestimentas** podem fazer com que pessoas com autismo pareçam mais jovens do que são. Apesar de muitas vezes terem autonomia, sua inocência no manejo social pode fazer parecer que tenham alguma deficiência intelectual apesar de não necessariamente a apresentarem. Sua dificuldade social e comunicacional não exclui a possibilidade de terem interesse em estabelecer intercâmbio social. Muitos autistas usam a internet como maneira de conversar com outras pessoas, o que lhes confere risco aumentado de serem manipulados, visto que têm dificuldade em estimar as intenções do outro, dizer "não" e pedir ajuda.

DESENVOLVIMENTO AFETIVO-SEXUAL

Por tratar-se de uma alteração do neurodesenvolvimento, é compreensível que o autismo afete também o desenvolvimento afetivo-sexual. Desse modo, os indivíduos com autismo podem apresentar um desenvolvimento psicoafetivo mais tardio e marcado pela diminuição de relações afetivo-sexuais, por vezes "não tradicionais" – o que não quer dizer que sejam insatisfatórias. Todavia há pouca informação a respeito.[10]

A literatura sugere que a maioria das pessoas com autismo tem as mesmas necessidades afetivas que seus pares sem autismo, mas o seu TEA afeta a possibilidade de desenvolver essas necessidades de uma maneira efetiva e satisfatória. O impacto, assim, varia conforme o nível intelectual do indivíduo e dos sistemas de apoio e tratamento disponibilizados ao longo da infância e adolescência.

Pesquisas apontam que pessoas com autismo são mais frequentemente solteiras, possuem menor nível de escolaridade e estão economicamente defasadas em relação à população em geral.[3]

ALTERAÇÕES SENSORIAIS

As respostas a estímulos sensoriais foram abordadas rapidamente quando falamos sobre o processamento de informações. O que observamos foram respostas a estímulos (sensibilidade a cheiros, sons, gostos ou reação à dor) que podem ser **muito marcadas**, **ocasionais** ou mínimas, até **ausentes**.[5]

ILHAS DE HABILIDADES

Apesar de não se configurarem como parte dos critérios de diagnóstico, elas fazem parte da noção popular do que é autismo. As "ilhas de habilidades" podem ser encontradas em até 10% das pessoas autistas, sendo vistas em indivíduos que calculam calendários, têm competência para música ou artes e, geralmente, têm deficiência intelectual.[7]

CONSIDERAÇÕES FINAIS

Em um momento em que há uma frequência aumentada de diagnósticos tardios de autismo – o que deve ser observado com muito cuidado –, falar sobre as alterações cognitivas no autista adulto torna-se fundamental, inclusive por se tratar de uma alteração do neurodesenvolvimento que irá acompanhar o indivíduo pela vida toda, com modificações próprias de cada período.

É preciso atenção na leitura de artigos, pois a literatura está repleta de trabalhos com amostras pequenas, informações colhidas a partir dos pais (e não dos pacientes) e amostras muito restritas ou heterogêneas. Assim, muitas das conclusões obtidas nesses trabalhos tornam difícil identificar se estão relacionadas ao autismo em si ou à deficiência intelectual associada a alguns casos (em geral, à maioria).

A questão do risco vivenciado por essa população parece receber mais olhares durante o período da infância; no entanto, os riscos do TEA na vida adulta também existem, apesar de serem outros. As dificuldades sociais e comunicativas tornam as pessoas com autismo mais vulneráveis a serem exploradas e manipuladas, com o adicional de terem dificuldade em dizer "não" e em pedir ajuda.

A presença de **comorbidades** deverá ser avaliada, pois elas poderão impactar o desempenho de funções cognitivas em testes padronizados.

Por fim, reiteramos nossos dizeres iniciais acerca da heterogeneidade desse quadro, caracterizado por um complexo conjunto de déficits que apresentam diferentes impactos na funcionalidade e na adaptação do sujeito. Dessa forma, cabe ao clínico atentar-se para as particularidades de cada indivíduo.

REFERÊNCIAS

1. American Psychiatric Association. Manual diagnóstico e estatístico de transtornos mentais: DSM-5-TR. 5. ed. rev. Porto Alegre: Artmed; 2023.

2. Baron-Cohen S. The cognitive neuroscience of autism. J Neurol Neurosurg Psychiatry. 2004;75(7):945-8.

3. Howlin P, Moss P. Adults with autism spectrum disorders. Can J Psychiatry. 2012;57(5):275-83.

4. Barbaresi WJ, Katusic SK, Colligan RC, Weaver AL, Jacobsen SJ. The incidence of autism in Olmsted County, Minnesota, 1976-1997: results from a population-based study. Arch Pediatr Adolesc Med. 2005;159(1):37-44.

5. Assumpção Jr FB, Kuczynski E. Autismo infantil: novas tendências e perspectivas. 2. ed. São Paulo: Atheneu; 2015.

6. Kurita H. Infantile autism with speech loss before the age of thirty months. J Am Acad Child Psychiatry. 1985;24(2):191-6.

7. Hill EL, Frith U. Understanding autism: insights from mind and brain. Philos Trans R Soc Lond B Biol Sci. 2003;358(1430):281-9.

8. Bejerot S, Eriksson JM. Sexuality and gender role in autism spectrum disorder: a case control study. PLoS One. 2014;9(1):e87961.

9. Baron-Cohen S. Theory of mind and autism: a fifteen-year review. In: Baron-Cohen S, Tager-Flusberg H, Cohen DJ, editors. Understanding other minds. perspectives from developmental cognitive neuroscience. Oxford: Oxford University; 2000. p. 3-21.

10. Hervas A, Pont C. Desarrollo afectivo-sexual en las personas con trastornos del espectro autista [Affective-sexual development in people with autistic spectrum disorders]. Medicina (B Aires). 2020;80 Suppl 2:7-11.

ASPECTOS DA PERSONALIDADE DO AUTISTA ADULTO 6

CERES ALVES DE ARAUJO

PONTOS-CHAVE

- A evolução psicológica de adultos com autismo é muito variável, dependendo da capacidade intelectual, aquisição de linguagem, gravidade da sintomatologia na infância, fatores ambientais, comorbidades, entre outros.

- Autistas apresentam padrões atípicos de sentir, de pensar e de se comportar.

- O Teste de Rorschach, quando aplicado a indivíduos com TEA, apresenta algumas características singulares nos resultados de suas variáveis, especialmente em controle e tolerância ao estresse, processamento dos afetos, autopercepção, percepção das relações interpessoais, operações mentais, processamento simbólico, processamento das informações e mediação cognitiva.

- Ainda que sejam atenuados ao longo da vida, os sintomas do autismo na vida adulta continuam a afetar a independência social e econômica.

- Comportamentos inadequados ritualísticos ou estereotipados prejudicam a empregabilidade, a capacidade para estabelecer relacionamentos e o nível do funcionamento social em geral.

> Tudo quanto penso
> Tudo quanto sou
> É um deserto imenso
> Onde nem eu estou.
> **Fernando Pessoa**

O transtorno do espectro autista (TEA) é atualmente descrito como uma condição do neurodesenvolvimento que acarreta prejuízos na interação social e na comunicação verbal e não verbal, estando presentes comportamentos repetitivos e/ou interesses restritos.[1] É uma condição que acomete a pessoa por toda a vida.

Ainda que a maioria dos estudos e pesquisas sobre o autismo coloque o foco em crianças e bebês, nos últimos anos pôde ser observado um interesse maior nos estudos sobre adultos com autismo. Mason e colaboradores[2] publicaram um interessante estudo de metanálise a respeito das pesquisas sobre a evolução dos quadros de autismo no adulto. De modo geral, eles observaram que uma proporção considerável de adultos autistas apresenta uma evolução ruim ou muito ruim em termos de empregabilidade, relacionamentos sociais e autonomia. Tal estudo ressaltou a necessidade de se começar a identificar as características psicológicas das pessoas com autismo que possam lhes predizer uma melhor evolução. Nesse sentido, um quociente de inteligência (QI) mais alto na infância foi correlacionado com uma evolução mais positiva. O QI pode ser considerado um fator de proteção, mas, sozinho, não garante um bom prognóstico. Outros fatores além do nível intelectual – como a gravidade dos sintomas, o nível do desenvolvimento da linguagem, o nível de suporte social, a idade, o nível de gravidade da condição e as características do desenvolvimento da personalidade – poderiam explicar as diferenças individuais na evolução do autista.

Sabe-se que os sintomas do autismo se atenuam ao longo da vida e que as mudanças em sua sintomatologia são mais percebidas nas pessoas que mostraram maior QI na infância. Entretanto, a evolução social para a maioria dos adultos com autismo é ruim. É rara a aquisição de independência e autonomia em suas vidas, e eles demonstram dificuldades importantes no trabalho e nos relacionamentos pessoais. O estudo de Mason e colaboradores[2] mostrou uma heterogeneidade nos achados (em todas as categorias pesquisadas) relacionada à evolução dessas pessoas, sugerindo que tal evolução, até a vida adulta, é influenciada por muitos fatores, entre eles a situação familiar e o contexto social e cultural da pessoa com autismo.

Desde os primeiros estudos de acompanhamento de pessoas com TEA, observou-se que a evolução é muito variável. Nas últimas décadas, nos locais mais desenvolvidos do planeta, o reconhecimento precoce desse transtorno e as intervenções escolares e clínicas mais adequadas puderam melhorar o prognóstico das crianças com TEA. Entretanto, estudos recentes mostraram que continua muito baixa a porcentagem média dos indivíduos com autismo que apresentam uma evolução positiva, no sentido de conseguirem ter uma vida independente ou semi-independente quando adultos. Ainda que muitos adultos com autismo tenham frequentado programas educacionais ou tenham algum tipo de trabalho (pago ou voluntário), a porcentagem de uma evolução positiva continua baixa. Menos de 25% deles têm, pelo menos, um amigo e menos de 14% se casam ou têm um relacionamento íntimo prolongado.[3]

Entre os fatores que comprometem uma evolução positiva – ainda que dentro das condições atípicas do desenvolvimento das pessoas com TEA –, é evidente que a capacidade intelectual é um dos fatores mais proeminentes na determinação do prognóstico. Tem sido comprovado que pessoas com QI abaixo de 75 na infância têm pouca probabilidade de uma vida independente quando adultas. Porém, mesmo as pessoas portadoras de TEA com inteligência na média ou acima dela apresentam, com frequência, evoluções muito desfavoráveis.

Outro fator importante a ser considerado é o desenvolvimento da linguagem. As pessoas que não adquirem fala comunicativa até a idade de 5 anos tendem a ter uma evolução muito ruim. Na vida adulta, os indivíduos com boa compreensão e expressão verbal tendem a apresentar uma conduta social melhor.

A gravidade da sintomatologia da infância constitui outro fator importante na determinação do prognóstico. Ainda que sejam atenuados ao longo da vida, os sintomas do autismo na vida adulta continuam a afetar a independência social e econômica. Sabe-se que comportamentos inadequados ritualísticos ou estereotipados prejudicam a empregabilidade, a capacidade para estabelecer relacionamentos e o nível do funcionamento social em geral.

Problemas relativos à saúde mental costumam ter um impacto negativo na evolução, devendo-se salientar as condições determinadas por comorbidades adicionais. Fatores ambientais podem ser considerados cruciais no que diz respeito à evolução e podem estar relacionados às comorbidades. É evidente que problemas emocionais e psiquiátricos podem ter um impacto negativo importante no funcionamento geral das pessoas com TEA – um risco crescente de suicídio nessas pessoas tem sido relatado por muitos estudos.[3]

Dadas as dificuldades de prognóstico a respeito do desenvolvimento das pessoas com autismo, a evolução tão comprometida delas e a descrição dos déficits e do levantamento dos fatores de risco, cumpre considerar as características de personalidade e o nível de consciência que o adulto com autismo tem de si mesmo e de suas dificuldades.

OS PADRÕES ATÍPICOS DE SENTIR, PENSAR E SE COMPORTAR

Os quadros clínicos relativos ao TEA são caracterizados por prejuízos na interação social e na comunicação verbal e não verbal tanto em crianças quanto em adultos. Eles também trazem o alto risco de problemas de saúde mental coexistentes. Por isso, circunstâncias da vida psicossocial, favoráveis ou desfavoráveis, são importantes de ser consideradas na estruturação da personalidade dessas pessoas, que já nascem com um padrão muito atípico de desenvolvimento.

Como na infância, os adultos com TEA continuam apegados a rotinas, mostram uma tendência a crises de ansiedade e tendem a apresentar aversão a condutas sociais, dando mais prioridade a seus próprios interesses em detrimento das comunicações sociais. Mesmo quando existe algum interesse na comunicação social, eles carecem das habilidades sociais necessárias para estabelecer e manter inter-relacionamentos. Um prejuízo neurocognitivo relacionado à motivação e à capacidade para intuir pensamentos, sentimentos e comportamentos das outras pessoas, assim como os próprios, compromete seus relacionamentos interpessoais. Eles mostram padrões atípicos de sentir, de pensar e de se comportar, que podem constituir um conjunto de características de personalidade que lhes são peculiares.

Schriber e colaboradores[4] descreveram, utilizando o "Modelo de cinco fatores" (Big Five, desenvolvido por Tupes e Christal), os fatores globais de personalidade em indivíduos com autismo, recolhidos por meio de autoavaliações e avaliações de pais. Os resultados obtidos mostraram que, quanto ao primeiro fator – extroversão –, eles apresentaram escores baixos, o que é coerente com as dificuldades em relação às condutas interativa e social. Pontuaram baixo também em relação ao segundo fator – agradabilidade – devido à limitada capacidade para compreender indícios na relação interpessoal, para sentir empatia e compaixão pelos outros, assim como para se engajar em interações emocionalmente sensíveis e recíprocas. No terceiro – conscienciosidade –, os indivíduos também se colocaram abaixo do desejável, dados os déficits em sua autorregulação (como atenção partilhada, memória processual, controle inibitório e prevalência do foco obsessivo em seus interesses específicos). Quanto ao quarto fator – neuroticismo –, seus escores foram altos, devido à tendência a experimentar níveis altos de ansiedade, raiva e labilidade emocional; mostrar dificuldades na regulação das emoções; desenvolver problemas internalizados e externalizados; e a exibir problemas sociais abrangentes, que podem destruir redes sociais de suporte e contribuir para sentimentos de solidão e alienação. Quanto ao quinto fator – abertura à experiência –, a rigidez e a aversão à novidade implicaram baixa abertura à experiência, exceção feita aos seus *hobbies* e interesses específicos.

Os adultos com TEA têm prejuízos na capacidade de introspecção por terem déficits na capacidade para usar conceitos metarrepresentacionais necessários à compreensão e organização de suas introspecções. Assim, o autismo é um transtorno devastador, pois impede não só a compreensão do outro e dos indícios da comunicação social, mas também a compreensão de si mesmo.

Na vida adulta, mesmo indivíduos inteligentes dentro do espectro autista têm dificuldades para formar representações conceitualmente complexas, elaboradas e precisas a respeito de seus atributos pessoais. Como eles são pouco capazes de cristalizar suas autorreflexões, tornam-se cada vez menos hábeis para desenvolver, com o tempo, as ricas associações semântica e experimentalmente conectadas que contribuem para o autoconhecimento e sua comunicação com o outro. Por isso, eles têm dificuldade para descrever suas experiências emocionais, embora possam mostrar reações emocionais. São descritos, portanto, como alexitímicos, literalmente como não tendo palavras para as emoções.[4]

Assim, o autismo acarreta um déficit particular na percepção psicológica de si mesmo e na teoria da própria mente. É possível que, desde o início da vida, os indivíduos com TEA tenham sido incapazes de se engajar no tipo de interação social que promove a obtenção de autoconhecimento. Dentro do padrão humano, as pessoas conhecem a si mesmas por meio do olhar do outro; do conhecimento que os outros espelham sobre elas. Consequentemente, as pessoas com TEA tendem a fugir do contato social e falham na percepção dos indícios sociais.

As características estruturais da noção de si mesmo referem-se ao modo pelo qual os elementos do autoconhecimento são organizados e podem ser experimentados pelos indivíduos na forma de uma clara noção de si mesmos, o que está ligado à memória autobiográfica. Coutelle e colaboradores[5] compararam a clareza da noção de si mesmo com a memória autobiográfica de adultos com TEA sem atraso intelectual e de adultos-controle, verificando uma baixa clareza da noção de si mesmo e um funcionamento baixo do ponto de vista social na memória autobiográfica das pessoas com TEA. Os adultos com autismo, mesmo os dotados de boa inteligência, carecem da percepção de seu próprio comportamento e sentem dificuldades para relatar seus sintomas em questionários de autoavaliação.

A regulação emocional é outra característica importante na discussão do TEA. É definida, em geral, como os fatores intra e extraorganismos por meio dos quais a emergência das emoções é redirecionada, controlada, modulada e modificada para permitir que um indivíduo possa responder adaptativamente ao emergir de situações emocionais. As pessoas com TEA frequentemente apresentam dificuldade nas formas adaptativas e voluntárias de regulação das emoções (como em resolução de problemas, aceitação, etc.). Elas fazem um uso significativamente maior de formas involuntárias de regulação das emoções, que em geral são mal--adaptadas – incluindo permanecer focado no estressor (p. ex., ruminação e excitação emocional) e desligar da situação (p. ex., entorpecimento emocional e incapacidade de pensar ou agir). Charlton e colaboradores[6] buscaram compreender a relação entre a regulação emocional e os transtornos de humor e de ansiedade entre adultos com TEA, sabendo que os déficits na regulação emocional podem contribuir para as comorbidades psiquiátricas. Verificaram que, entre os sujeitos da amostra, aqueles com ansiedade ou transtorno de humor demonstraram engajamento involuntário maior na regulação das emoções do que os sem diagnóstico de ansiedade ou bipolaridade. O engajamento involuntário à emoção parece estar mais ligado, dessa forma, a problemas internalizantes.

A precária regulação das emoções pode ser uma situação inerente ao autismo e pode justificar, em grande parte, seus problemas socioemocionais e comportamentais. Na compreensão dos mecanismos que contribuem para a dificuldade na regulação das emoções, verifica-se que a forma específica do processamento das informações e das percepções, na qual os processos de integração e de coerência são falhos, determina, nas pessoas com TEA, a desorganização das emoções e a dificuldade para selecionar cursos de ação com investimento emocional adequado.

A regulação das emoções tem sido proposta como um fator transdiagnóstico para o desenvolvimento e a manutenção da psicopatologia na população em geral, mas a relação entre o uso das estratégias para regulação das emoções e o bem-estar psicológico não tem sido bem explorada nos indivíduos com TEA. Cai e colaboradores[7] estudaram como as diferenças individuais no uso de estratégias para regular as emoções, conforme descritas por sujeitos com diagnóstico de TEA em inventários de autoavaliação, estavam relacionadas com seus níveis de bem-estar psicológico. Indivíduos que apresentaram alta repressão da emoção e baixa reavaliação do contexto expressaram sintomas depressivos mais elevados e menor bem-estar positivo – quando comparados com o grupo de baixa repressão e alta reavaliação. Curiosamente, os indivíduos que relataram usar tanto repressão alta quanto reavaliação alta expressaram bem-estar positivo relativamente alto e sintomas de depressão baixos. Os autores sugeriram, então, que o efeito desadaptativo do uso de repressão emocional (que é frequente), pode ser atenuado pelo uso habitual de reavaliação, e essa interação entre o uso de estratégia de regulação emocional adaptativa e desadaptativa tem implicações clínicas.

SOBRE A GÊNESE DAS ALTERAÇÕES PSICOLÓGICAS

Para o resto da vida, os modelos operacionais internos, formados a partir das relações de apego com o cuidador primário e armazenados no hemisfério direito do cérebro, codificarão as estratégias de regulação de afetos, que guiarão inconscientemente o indivíduo em seus relacionamentos com os outros e consigo mesmo.[8]

Assim, um transtorno como o TEA, que tem o prejuízo da interação social no seu núcleo, necessariamente altera o desenvolvimento psicológico de um indivíduo desde o seu início. A mente e sua função simbólica emergem no processo do desenvolvimento e da experiência dos relacionamentos interpessoais. As respostas dos pais aos comportamentos de apego iniciais de um bebê constituem os primeiros e mais básicos modelos operacionais internos – ou regras de funcionamento – no cérebro humano.

Diferentes trajetos de desenvolvimento podem ser traçados em função da interação dos mecanismos genéticos de orientação específica com a circunstancialidade que envolve cada ser humano. O autismo pode ser considerado uma atipia no processo do desenvolvimento humano. Do ponto de vista da psicologia junguiana, pode-se pensar em uma agenesia da estruturação matriarcal da consciência. As pessoas com autismo não seguem os padrões típicos da estruturação da consciência e mostram uma maneira diferente de estruturação da mente.

No trajeto do desenvolvimento do bebê com autismo, não se observa a vivência e a representação mental da relação com seu cuidador. O bebê e a criança com autismo podem aprender a necessitar do outro, mas não desenvolvem a noção de pertencer a um outro. Não se cria, segundo as maneiras usuais, a relação eu–outro, para que, em decorrência dela, possa se criar a relação eu–mundo. A dificuldade para adquirir uma teoria da mente pode ser resultante, assim, de um déficit na capacitação básica para interação.

Se o déficit motivacional para a interação estiver presente desde o início da vida do indivíduo, haverá prejuízo importante para a aquisição da sua intersubjetividade, além de uma série de alterações ao longo do processo do desenvolvimento – incluindo prejuízos na interação afetiva, na regulação das emoções, na percepção do outro, na percepção de si próprio, na sociabilidade e na cognição. A falta de motivação para a interação e a falta de atratividade ao estímulo social, quando presentes desde o nascimento, podem resultar em uma falha para iniciar e integrar os padrões básicos interpessoais, que se acredita serem as fundações para o desenvolvimento da comunicação.

Os comportamentos de ausência ou desvio do olhar ao outro, associados a outras alterações das trocas não verbais precoces, prejudicam a emergência da intersubjetividade, isto é, da construção de uma experiência emocional compartilhada entre a criança e seu cuidador.

No bebê com autismo, já se observa a falta do desejo pelo outro e a falta do desejo pelo desejo do outro, o que acarreta dificuldade para a aquisição da percepção de si e do outro ao longo da vida. O eu se estrutura nos termos de outras codificações, isolado e privado das vivências relacionais primordiais. Não há espaço para a intersubjetividade, o que dificulta o entendimento e o atendimento de suas necessidades. Esse bebê vive o processo de maturação biológica relativo às suas necessidades de sobrevivência e demonstra comportamentos de apego, mas o apego parece ser apenas por segurança, não por filiação.

As pessoas com autismo parecem ficar subordinadas às funções da informação, da coerência e da lógica. No desenvolvimento-padrão, são as trocas afetivas que favorecem as trocas cognitivas; de modo oposto, as pessoas com autismo desenvolvem suas trocas afetivas a partir da possibilidade de trocas cognitivas com os outros. O desenvolvimento crescente das representações mentais auxilia a adaptação; no entanto, nas pessoas com TEA, mesmo com a inteligência preservada, sua adaptação é sempre parcial. Sabe-se que a capacidade de produzir significados emerge mediante os inter-relacionamentos. Isso pode justificar a dificuldade das pessoas com TEA no que se refere à função da imaginação e à função simbólica.

Na vida adulta, a teoria da mente já se mostra adquirida e desenvolvida em seu componente cognitivo, pois existe um esforço para o preenchimento do que não se sabe pelo elaborado raciocínio lógico-dedutivo dessas pessoas. Falta, contudo, a capacidade natural da empatia, que é a sintonização espontânea e natural com as ideias e os sentimentos do outro, via linguagem dos olhos, entonação da voz e sutilezas de mímica corporal. Não conseguem sentir a atmosfera emocional que se instala no contato com o outro, nem a sensibilidade para lidar com uma interação. O componente afetivo da empatia, que é a resposta apropriada ao sentimento do outro (compreendendo, por exemplo, as reações de compaixão e misericórdia), não consegue ser adquirido.

SOBRE O PSICODIAGNÓSTICO DE RORSCHACH E O AUTISMO

Exner Jr.[9] publicou a primeira edição da obra *Rorschach: um sistema compreensivo* em 1974. Voltando-se a uma avaliação do teste de Rorschach, o autor tinha como objetivo conseguir uma uniformidade nos padrões de avaliação das respostas às pranchas do teste. Desde então, muitos pesquisadores têm adotado esse sistema.

Em uma pesquisa com o sistema compreensivo de Exner Jr.[9] realizada por Araujo e colaboradores[10] com crianças com TEA e inteligência preservada, constatou-se a existência de uma relativa integridade do processamento cognitivo e uma grande dispersão das variáveis do teste de Rorschach. Isso pareceu indicar a não existência de um perfil específico para as crianças com autismo. Entre as constelações da patologia, apenas o índice do déficit relacional mostrou uma porcentagem significativa para a amostra, o que está de acordo com a dificuldade que essas crianças experimentam ao responder às exigências para a adaptação ao mundo externo. O protocolo ruim do teste evidenciou a baixa complexidade psicológica dessas crianças.

Na clínica psicológica, a utilização do sistema compreensivo de Exner na avaliação do teste de Rorschach com adultos inteligentes com TEA tem mostrado dados interessantes. Os dados desses testes são interpretados considerando-se os resultados das variáveis, que organizam uma ordenação e uma sequência para os módulos de interpretação, no sentido dos módulos mais alterados para os menos alterados.

Nesses pacientes, observa-se uma sequência quase invariável dos módulos, o que não é visto em outras psicopatologias. Nessa sequência, as dificuldades maiores são encontradas na capacidade de controle e tolerância ao estresse, seguida pela capacidade para processar a estimulação emocional, pela capacidade de autopercepção, pela capacidade de percepção das relações interpessoais e, ainda, pelos três módulos que constituem a tríade cognitiva: capacidade para o processamento da informação, para a mediação cognitiva e para a ideação.

Quanto ao módulo que avalia o controle e tolerância ao estresse, observa-se um rebaixamento das variáveis que medem o manejo de recursos pessoais em situação de estresse. Tais variáveis evidenciam a existência de processos psicológicos que causam exigências e provocam sofrimento e reações não deliberadas, quando diante de demandas que são excessivas para os recursos existentes. Mostram, também, uma tendência à sobrecarga que pode determinar a presença de tensão, inquietação e ansiedade. O índice do déficit de enfrentamento mostra resultado acima da nota de corte nesses protocolos, evidenciando dificuldades na adaptação ao ambiente e no enfrentamento de situações sociais, pela incapacidade de manejar os controles e de dirigir a conduta de forma eficaz.

Quanto ao processamento do afeto, observa-se, nessas pessoas, uma menor complexidade psicológica do que a esperada na vida adulta, sendo muito pequeno o número de determinantes mistos nas respostas pela dificuldade de integração dos estímulos. Existe uma responsividade rebaixada aos estímulos emocionais, o que determina dificuldades na discriminação dos afetos e na regulação das emoções. Os índices de afetividade avaliados encontram-se todos abaixo do esperado, significando baixa ressonância afetiva interna. Desse modo, os afetos não são adequadamente discriminados, regulados ou modulados.

No teste, são raras as respostas nas quais o determinante inclua cor, assim como são raras as respostas com sombreado, o que significa restrição da expressão afetiva. Puderam ser detectados alguns sinais relativos ao índice de depressão, porém os sentimentos depressivos parecem ser secundários às dificuldades substanciais que essas pessoas apresentam em estabelecer e manter relações interpessoais que garantam trocas afetivas.

No que diz respeito à autopercepção, os resultados muito baixos do índice de egocentricidade podem significar uma autoestima baixa. Observa-se, ainda, um rebaixamento nas variáveis que indicam a capacidade de realizar introspecção e análise de si; isso se relaciona à dificuldade de conscientização acerca de como atender às próprias necessidades e de ser sensível a como seus comportamentos afetam as outras pessoas. Nota-se um aumento de respostas anatômicas, o que pode caracterizar a presença de preocupações com o próprio corpo. O número de respostas de conteúdo humano encontra-se abaixo do esperado para adultos, podendo-se inferir dificuldades na constituição da autoimagem e da identidade da pessoa.

Quanto ao módulo da percepção das relações interpessoais, o índice do déficit de enfrentamento marcado nesses protocolos mostra que as deficiências de enfrentamento são especialmente de relacionamento. Por esse índice, são caracterizadas pessoas com menos habilidades sociais e com tendência a apresentar dificuldades no relacionamento com o ambiente, sobretudo na esfera social, pois evidenciam desamparo e vulnerabilidade. As respostas de conteúdo humano indicam o quanto de interesse o indivíduo tem por outras pessoas; sendo que, nos protocolos dos adultos com TEA, o número dessas respostas é baixo, existindo uma tendência a respostas mitológicas. Observa-se também uma tendência ao aumento do índice de isolamento.

Em relação à tríade cognitiva composta por três módulos, observa-se um número de respostas pequeno, com simplificação excessiva das operações mentais e baixa capacidade para processamento simbólico. Por outro lado, a capacidade de pensamento lógico e coerente, assim como a possibilidade de estabelecer relações entre os eventos e de manter um fluxo conectado de associações encontram-se, em geral, dentro do esperado. Quanto ao processamento das informações, nota-se uma abertura à experiência mais restrita, ligada a focos de interesse específicos, e, ao mesmo tempo, uma inclinação a acessar mais informações do que as necessárias. Talvez essa necessidade de acessar tantas informações se justifique pela dificuldade na integração dos estímulos, pois o processamento simbólico não é facilitado. Quanto à mediação cognitiva, nota-se dificuldade com o teste da realidade, existindo perda de objetividade na análise dos estímulos e aumento da subjetividade (podendo aparecer respostas muito peculiares e até bizarras) nessa análise.

Não se pode afirmar, por enquanto, que exista um padrão específico no teste de Rorschach para os adultos com autismo; são necessárias amostras maiores desses protocolos. O teste de Rorschach pode ajudar, principalmente, no diagnóstico diferencial de adultos que são encaminhados para avaliação psicológica com a hipótese de autismo.

CONSIDERAÇÕES FINAIS

A qualidade de vida e o bem-estar dos adultos com autismo dependem do suporte emocional apropriado da família e da sociedade – desde o início e, na maioria das vezes, ao longo da vida. As dificuldades relevantes na conduta interativa e social dessas pessoas, mesmo as classificadas no nível 1 de gravidade, acarretam ainda mais isolamento e discriminação.

O mundo do trabalho do tempo contemporâneo não tem espaço e nem tempo para os adultos com autismo, dada sua pouca autonomia. As cotas nas empresas, ainda que obrigatórias, tendem a ser distribuídas para pessoas com outras patologias, possivelmente porque as características de personalidade dos adultos com autismo os tornam menos elegíveis para as equipes de trabalho dos dias de hoje.

O grupo com baixa gravidade de sintomas nem sempre recebe o diagnóstico de TEA, mas convive com as mesmas dificuldades para se desenvolver até a vida adulta, e sua evolução também tende a ser desfavorável. São relativamente poucos os adultos com autismo que conseguem uma evolução razoável, ainda que dentro das suas condições.

Diante desse cenário, é provável que a identificação de traços de personalidade que possam ser mais relevantes nesse transtorno venha a servir, no futuro, para condutas clínicas mais adequadas.

REFERÊNCIAS

1. American Psychiatric Association. Manual diagnóstico e estatístico de transtornos mentais: DSM-5-TR. 5. ed. revis. Porto Alegre: Artmed; 2023.

2. Mason D, Capp SJ, Stewart GR, Kempton MJ, Glaser K, Howlin P, et al. A meta-analysis of outcome studies of autistic adults: quantifying effect size, quality, and meta-regression. J Autism Dev Disord. 2021;51(9):3165-79.

3. Howlin P, Moss P. Adults with autism spectrum disorders. Can J Psychiatry. 2012;57(5):275-83.

4. Schriber RA, Robins RW, Solomon M. Personality and self-insight in individuals with autism spectrum disorder. J Pers Soc Psychol. 2014;106(1):112-30.

5. Coutelle R, Goltzene MA, Bizet E, Schoenberger M, Berna F, Danion JM. Self-concept clarity and autobiographical memory functions in adults with autism spectrum disorder without intellectual deficiency. J Autism Dev Disord. 2020;50(11):3874-82.

6. Charlton AS, Smith IC, Mazefsky CA, White SW. The role of emotion regulation on co-occurring psychopathology in emerging adults with ASD. J Autism Dev Disord. 2020;50(7):2585-92.

7. Cai RY, Richdale AL, Dissanayake C, Trollor J, Uljarević M. Emotion regulation in autism: reappraisal and suppression interactions. Autism. 2019;23(3):737-49.

8. Shore AN. The science of the art of psychotherapy. New York: WW Norton & Company; 2012.

9. Exner Jr JE. The Rorschach: a comprehensive system. Basic foundation and principles of interpretation. 4th ed. New Jersey: John Wiley and Sons; 2003.

10. Araujo CA, Nascimento RSGF, Assumpção Jr. FB. Autismo e psicodiagnóstico de Rorschach. Psico. 2011;42(4):431-41.

INCLUSÃO PROFISSIONAL DE PESSOAS COM TRANSTORNO DO ESPECTRO AUTISTA

7

JULIANNA DI MATTEO
RUTE RODRIGUES

PONTOS-CHAVE

- O trabalho é parte integrante da vida da pessoa, pois possibilita a construção de uma identidade não apenas profissional, mas também pessoal, além de ser meio de reconhecimento e valorização social.

- Considerando a amplitude das características encontradas no espectro com todas as manifestações que o atravessam, surge o grande desafio de entender as necessidades de apoio e promover acessibilidade no trabalho para um grupo tão diverso.

- Aceitar o diferente não promove por si só a acessibilidade. Para a inclusão de indivíduos autistas deve-se oferecer o suporte necessário – por meio de recursos humanos – para que eles possam desempenhar suas funções e se desenvolver.

- A metodologia do Emprego Apoiado pressupõe que todos podem trabalhar, variando apenas a intensidade do apoio necessário.

- Uma instituição dinamarquesa desenvolveu e aprimorou uma metodologia própria para a inclusão de pessoas com autismo. Ela foca principalmente na inserção de indivíduos autistas na área de tecnologia da informação, sendo considerada influenciadora e base para o programa de muitas empresas.

TRABALHO E IDENTIDADE

O trabalho, seja ele remunerado ou não, é parte integrante da vida das pessoas, pois vivemos em uma sociedade em que o trabalho possibilita a construção de uma identidade não apenas profissional, mas também pessoal – além de ser um meio de reconhecimento e valorização social.[1,2]

Se pensarmos em como as pessoas se apresentam para quem não as conhece, é bem provável que a maioria fale sobre sua profissão ou local de trabalho. É provável, até mesmo, que mencionem isso antes de informar se são parentes de alguém importante e/ou conhecido, de dizer qual a sua religião ou a cidade em que moram. Na grande maioria das vezes, as pessoas se apresentam falando sobre sua profissão ou sobre o que fazem no trabalho, antes mesmo de dizerem que são casadas ou que têm filhos. Isso se dá pela conjuntura social atual. Nossa carreira tem ocupado lugar de destaque no que se refere ao nosso desejo de reconhecimento: Como impressionar alguém que não nos conhece? Dizendo quantos filhos temos ou no que somos formados?

Devemos entender que o trabalho faz parte da vida pois o que faz uma pessoa trabalhar são fatores como necessidade econômica, necessidade de financiar lar, família, educação e lazer, e principalmente a necessidade da elaboração de uma identidade, dando ao sujeito um sentimento de objetivo e estrutura.

Aquele que trabalha passa a ser integrante daquilo que chamamos "vida adulta", visto que a nossa realidade define uma concepção sobre o que é ser membro de uma sociedade adulta: para ser parte da sociedade, é preciso ser membro produtivo dela. Isso quer dizer trabalhar, produzir riqueza, pagar impostos, consumir. Aquele que, por um motivo qualquer, não se encaixa nesse esquema produção-consumo é relegado à condição de marginalidade.[2]

A concepção de trabalho e o sentido a ele atribuído sofreram, porém, várias modificações ao longo da história. A palavra trabalho deriva do latim, *tripalium*, que é um instrumento de tortura. Para os romanos, a palavra significava dor, sofrimento. Na Grécia, da mesma forma, o trabalho não era valorizado como atividade. Era associado à satisfação das necessidades básicas do homem (vestir-se, alimentar-se, produzir, comerciar) e por esse motivo era relegado aos escravos.[3] Na Idade Média, o trabalho continuou sendo considerado uma atividade pouco nobre, uma vez que os realmente nobres não deveriam trabalhar.

O século XVIII, entretanto, assistiu a uma mudança essencial na concepção do trabalho. A relação homem–trabalho – a dimensão transformadora do trabalho em relação à natureza e ao próprio homem – foi apreendida por Karl Marx, que afirmou ser

> [...] o trabalho, em primeiro lugar, um processo em que ambos, o homem e a natureza, participam, e no qual o homem, de sua livre vontade, inicia, regula e controla as relações materiais entre si próprio e a natureza. [...] logo, ao atuar no mundo externo e ao modificá-lo ele muda, ao mesmo tempo, a sua própria natureza. Desenvolve as suas forças adormecidas e compele-as a agir em obediência ao seu poder.[3]

Ao afirmar que o trabalho cria o homem e, por força da dialética, que o homem cria a si mesmo pelo trabalho, Marx provoca uma reavaliação do trabalho (que até então fora uma atividade desprezada) conferindo-lhe nova dignidade.[4] Com a mudança conceitual do significado do trabalho, este passa a exercer um papel de identificação para as pessoas que fazem parte de uma sociedade.

A identidade está intimamente ligada à saúde e ao sofrimento mental. Isso se dá pelo nosso desejo de sermos reconhecidos, por parte dos grupos a que pertencemos, como iguais e – ao mesmo tempo – únicos; o não reconhecimento desses desejos pode muitas vezes ser determinante para um sofrimento mental. Por isso sentimo-nos tão mal quando somos reduzidos a apenas um dos grupos a que pertencemos – caso do preconceito, por exemplo. Essa redução nos leva a uma sensação de massificação, de que somos apenas mais uma sombra na multidão, uma estatística. Assim, a identidade é um conceito central para a saúde mental. Vários estudos indicam, inclusive, que perder a identidade (seja por qualquer uma das duas formas antes explicitadas) pode levar a um quadro psicopatológico grave.

Conforme já dito, o tema trabalho se tornou um grande foco de nossa sociedade, ocupando um lugar simbólico dificilmente desprezado. A data histórica desse foco é a Revolução Industrial e todos os paradigmas sociais que foram construídos a partir de então.

Em decorrência disso, a partir do século XX começaram a aparecer estudos relacionando o trabalho com a saúde mental. É possível levantar bibliografias sobre psiquiatria ocupacional que datam desde 1927. Além do vínculo com a identidade, o trabalho também se relaciona com questões como segurança e estabilidade. A pessoa com deficiência, transtorno mental e/ou autismo, além de ser estigmatizada pelas suas próprias características, acaba sendo isolada do meio social em que vive por não ser considerada como um adulto produtivo em potencial.

A necessidade de se criar mecanismos de acesso para pessoas com deficiências, autismo e outros transtornos ao mercado de trabalho fundamenta-se no princípio do reconhecimento da diversidade na vida em sociedade. Tal princípio deve garantir o acesso de todos os indivíduos a oportunidades, independentemente de suas peculiaridades.

O ESPECTRO AUTISTA E SEUS IMPACTOS

Como estamos tratando de questões ligadas à saúde e ao adoecimento, cabe aqui interrogar o que se entende por saúde antes de discorrer sobre o tema, de fato, do presente capítulo – a inclusão. Tem-se dado à saúde diversas definições. A Organização Mundial da Saúde (OMS) a define como "um estado de completo bem-estar físico, mental e social e não meramente a ausência de doença ou enfermidade".[5]

Segundo a Classificação Internacional de Funcionalidade, Incapacidade e Saúde (CIF) da OMS,[6] "[...] as deficiências correspondem a um desvio dos padrões populacionais geralmente aceitos no estado biomédico do corpo e das suas funções. Podem ser temporárias ou permanentes, progressivas, regressivas ou estáveis, intermitentes ou contínuas".[6]

"Deficiência" é o termo usado para definir a ausência ou a disfunção de uma estrutura psíquica, fisiológica ou anatômica.[7] De acordo com a Associação Psiquiátrica Americana, o conceito de deficiência está ligado a incapacidade, limitação, falta, falha, carência e imperfeição. As deficiências podem ser físicas, sensoriais, mentais e múltiplas (associação de duas ou mais deficiências).[8]

O autismo é uma síndrome comportamental, também conhecida como transtorno do espectro autista (TEA), que apresenta etiologias múltiplas e distúrbios do neurodesenvolvimento. É caracterizado por déficits na interação social, observados pela incapacidade de relacionar-se com o outro, em geral combinada a prejuízos na linguagem e no relacionamento, com repertório de comportamentos restritos e estereotipados. O espectro autista é entendido por meio de um modelo complexo, como um distúrbio da socialização com impacto variável em áreas importantes do desenvolvimento, gerando desdobramentos no estabelecimento de linguagem, subjetividade, aprendizado, habilidades adaptativas, entre outros.[9]

Essa ideia de rede diversa defendida pelo termo "espectro" aponta para as características distintas que podemos encontrar dentro do transtorno. Apesar de existir um conjunto de características que formam o diagnóstico, as manifestações comportamentais podem ser muito heterogêneas, unindo as características clássicas dos graus de acometimento com estímulos aos quais foram expostos, experiências vivenciadas, fatores etiológicos, entre outros.

Além dos aspectos relacionados ao TEA, ainda é importante olhar para as comorbidades. O texto revisado da quinta edição do *Manual Diagnóstico e Estatístico de Transtornos Mentais* (DSM-5-TR)[10] aponta que 70% das pessoas com autismo podem ter outro transtorno mental comórbido, e 40% podem ter dois ou mais; logo, clinicamente, pessoas dentro do espectro autista possuem uma alta probabilidade de apresentarem transtornos psiquiátricos concomitantes. É comum adultos com autismo, sem o diagnóstico, buscarem inicialmente os serviços de saúde para receberem assistência em diagnósticos diferentes – como depressão, ansiedade e transtorno obsessivo-compulsivo, por exemplo. Essas condições subjacentes podem facilmente camuflar questões relacionadas ao espectro, e o mesmo pode acontecer no sentido inverso.[11]

Considerando a amplitude das características encontradas no espectro com todas as manifestações que o atravessam, surge o grande desafio de entender as necessidades de apoio e promover acessibilidade no trabalho para um grupo tão diverso. Tal acessibilidade deve ser pensada, em suma, considerando não somente as manifestações do funcionamento no TEA, mas também o impacto dos transtornos mentais comórbidos na rotina de trabalho. Ao olharmos para esse contexto, sem dúvida percebemos que, utilizar uma única estratégia de apoio para todos não pode ser a solução.

As dificuldades relacionadas ao acesso de pessoas com autismo ao trabalho podem ser observadas no mundo; estima-se que mais da metade dos jovens com autismo permanecem desempregados. Esse índice é mais baixo em outros grupos com deficiência, como em jovens com deficiência intelectual e de fala e linguagem.[12] Em 2006, foi aprovado um protocolo junto à Convenção sobre os Direitos das Pessoas com Deficiência da Organização das Nações Unidas (ONU) – sendo legitimado no Brasil nos anos seguintes – com direitos importantes da pessoa com deficiência. A Lei 12.764/12[13] trouxe outro marco importante: a partir dela, as pessoas com TEA foram consideradas pessoas com deficiência para todos os efeitos legais.

Promover a inclusão de pessoas com deficiência na participação plena de todas as dimensões da vida passa a ser, a partir daí, uma preocupação assegurada pelo poder público, com vistas à igualdade no acesso às oportunidades. Para isso, torna-se necessário adotar medidas que busquem eliminar obstáculos existentes, sendo estes físicos, relativos a serviços, de comunicação ou informação. As ações para gerar acessibilidade vão além de intervenções apenas com a pessoa com deficiência, incluindo também a promoção de informação e formação para todos os atores envolvidos no processo.

Com o objetivo de assegurar uma inclusão responsável, com captação e manutenção de talentos diversos, empresas passaram a criar departamentos específicos para propiciar isso, em geral nomeando-os Diversidade & Inclusão.

INCLUSÃO NO MERCADO DE TRABALHO

Podemos encontrar um erro clássico nos processos de inclusão de pessoas com autismo, e não estamos nos referindo aos modelos clássicos de seleção que impossibilitam a entrada desse público no ambiente corporativo. Existem empresas que já ultrapassaram a importante barreira da exclusão e apostaram na contratação de pessoas neuroatípicas. A entrada de pessoas com autismo nas organizações em geral está alinhada com a ideia de Diversidade & Inclusão, que busca gerar uma maior representatividade da sociedade dentro das empresas, valorizando os direitos humanos e, consequentemente, melhores resultados e entregas. Com base na Lei 8.213/91,[14] conhecida como Lei de Cotas, houve um ganho importante para todo o processo de inclusão, pois ela determinou um percentual de vagas a ser destinado a pessoas com deficiência em empresas com mais de 100 funcionários.

Voltando ao erro clássico: Dependendo da deficiência, conseguimos entender claramente o apoio para a acessibilidade. Podemos citar as adaptações no espaço físico, como o uso de rampas para cadeirantes, os *softwares* específicos para deficientes visuais e a implantação de sistemas intranet para deficientes auditivos. Vemos em muitas organizações um movimento de contratação de pessoas com autismo para o seu corpo de funcionários, com um viés de aceitação de pessoas com um funcionamento diferente do típico em suas equipes. Contudo, o ato de aceitar o diferente não promove, por si só, a acessibilidade.

Utilizando um comparativo, da mesma forma que não é possível contratar um cadeirante sem construir uma rampa e adaptar o espaço para sua locomoção, não adianta contratar uma pessoa com falhas de comunicação e diferentes padrões de comportamento sem oferecer o suporte necessário para que ela possa desempenhar suas funções e se desenvolver. Para esse suporte, o recurso não será físico ou com um *software* específico: ele será um recurso humano. Trata-se de pessoas da equipe que possam dar suporte no planejamento das atividades para compensar falhas de funções executivas ou no alinhamento de regras sociais para suporte aos déficits da teoria da mente. Essa inclusão complexa, que exige um suporte humano por parte de gestores e membros da equipe, faz com que muitas das pessoas com autismo que conseguem entrar em uma vaga de trabalho não consigam se manter nelas. Com isso, é comum que pessoas com autismo apresentem mais dificuldade para obter uma oportunidade de trabalho do que pessoas com outros tipos de deficiência, ou, ainda, que acabem não conseguindo trabalhos compatíveis com seu nível de habilidade e de formação.[15]

Devido à falta de suporte adequado e pelo fato de desconhecerem as características das pessoas com autismo, muitas empresas acabam desperdiçando talentos – os quais, executando a atividade dentro de suas habilidades, gerariam vantagem competitiva para a organização. Maior atenção aos detalhes, habilidades de memória, boa gestão de atividades repetitivas, ordenação de ambientes desorganizados, facilidade em seguir regras (gerando diminuição de atrasos e de pausas para conversas) e conhecimento profundo nas áreas de interesse são algumas das características que podemos encontrar em pessoas com autismo. Sendo assim, eles têm um funcionamento diferente que pode favorecer a inovação e as soluções "fora da caixa".[16]

Para a inclusão de pessoas com autismo, é importante que se crie um modelo que as inclua em sua área de habilidades e motivação; modelo, este, unido a um método consistente de suporte que propicie meios para que elas possam executar suas funções e desenvolver uma carreira.

NEURODIVERSIDADE

Cunhado pela socióloga australiana Judy Singer, o conceito de neurodiversidade foi trazido pela primeira vez em 1999, no seu livro chamado *Por que você não pode ser normal uma vez em sua vida? De um "problema sem nome" para uma nova categoria de diferença.*[17] A autora, que também possui o diagnóstico de síndrome de Asperger – o autismo nível 1 –, descreve o autismo como uma variação normal e natural da biologia humana, compondo uma diversidade neurológica. Com isso, o autismo não pode ser visto como algo patológico que precisa ser curado, mas como uma condição humana – e diferentes condições neurológicas precisam ser respeitadas em sua diferença. Considerando que a origem dessa diversidade é biológica, outros diagnósticos (além do autismo) são compreendidos dentro desse grupo abrangendo condições inatas e adquiridas, podendo-se citar, entre eles, o transtorno de déficit de atenção/hiperatividade (TDAH), a dislexia, o transtorno de Tourette, a dispraxia, a discalculia e lesões cerebrais.

A ideia de neurodiversidade gerou movimentos ativistas importantes, que podem ser comparados a movimentos que lutam por direitos relacionados a raça, gênero ou sexualidade. Apesar de sofrer críticas do movimento pró-cura, que entende o autismo como uma doença e não como uma forma de ser e de existir, o conceito trouxe um modelo social que valoriza as diferenças do funcionamento atípico. Além disso, passou a gerar na comunidade autista uma valorização de sua identidade, o que pode ser observado na comemoração do Dia do Orgulho Autista, em 18 de junho, ou na utilização do termo *gift* (dom) ao serem referidas suas características.[18] Também trouxe termos diferentes para nomear as pessoas com funcionamento neurológico típico e aquelas com funcionamento neurológico atípico: respectivamente, os neurotípicos e os neuroatípicos ou neurodivergentes.

O movimento da neurodiversidade possui muitas frentes e discussões importantes sobre o impacto da ideia em nível de políticas públicas e intervenções, principalmente quando pensamos na parcela do grupo de pessoas com autismo que teria dificuldade para refletir e/ou verbalizar sobre como se sentem em relação ao tema. Contudo, voltando nosso foco para o ganho que o tema gerou no que se refere à inclusão de pessoas com autismo nas organizações, pode-se afirmar que à medida que se criou um modelo com ênfase em aspectos positivos e não em déficits, foi possível pensar em uma inclusão direcionada à área de maior habilidade desses indivíduos. Processos seletivos tradicionais – com o *job description* rígido – que exigiam, além das competências técnicas tradicionais, habilidades sociais (às vezes pouco relevantes para desempenhar a função e, por consequência, excludentes para pessoas neuroatípicas) passaram a ser revistos. Boa comunicação, flexibilidade a mudanças e habilidades em apresentação são requisitos ainda comuns nos processos seletivos; todavia, vemos nesse caso, que esses são mais do que critérios das vagas, mas uma marca do perfil neurotípico que se busca inserir.

Começamos a observar um movimento significativo de empresas revendo esses postos, buscando identificar as competências que realmente são necessárias para compor a posição. Como exemplo, se pensamos em uma posição de auditoria (mais processual), seria necessário um perfil com muita atenção a detalhes e habilidades de concentração, que possa manejar a ferramenta interna da empresa e produzir um relatório escrito de validação dos critérios preestabelecidos. Nesse caso, um perfil com habilidades significativas de comunicação não é relevante. Algumas empresas, como Hewlett Packard Enterprise, EY, Ford, SAP, Willis Towers Watson e Microsoft, por exemplo, já apresentam adaptações em processos de recursos humanos (RH) ou programas específicos para talentos neuroatípicos. Também é identificado, como ganho subjacente às adaptações, que os líderes aprendem uma forma de gerir mais complexa, porém eficaz, considerando os colaboradores de sua equipe como ativos individuais únicos, que precisam ser incluídos em um contexto que potencialize suas contribuições com foco em suas habilidades.[19]

MÉTODOS E PROGRAMAS DE INCLUSÃO NO BRASIL

Existem algumas metodologias e programas que visam incluir pessoas com autismo no mercado de trabalho. Neste capítulo, nos detemos a citar duas metodologias que têm recebido importante reconhecimento público em nosso país.

Pensado inicialmente por Marc Gold na década de 1970, devido a críticas ao modelo de oficina protegida, a metodologia do Emprego Apoiado ganhou maior projeção na década de 1980 com projetos específicos nos Estados Unidos e na Europa. Essa tecnologia social parte do pressuposto de que todos podem trabalhar, variando apenas a intensidade de apoio necessária para isso. Ela busca a inclusão de pessoas com dificuldades mais significativas no mercado de trabalho, oferecendo os apoios necessários para que elas possam obter e se manter em um trabalho. A metodologia envolve um mapeamento profundo do perfil vocacional (por meio de entrevistas com o próprio indivíduo e seus familiares e de observações na comunidade em que ele está inserido) bem como a busca e o acompanhamento em posições de trabalho.[20]

O Instituto Jô Clemente é uma referência na inclusão de profissionais por meio da metodologia do Emprego Apoiado. Além de profissionais com autismo, esse instituto é reconhecido pela inclusão de pessoas com diversos tipos de deficiência.

Outra instituição bastante reconhecida pela inclusão de pessoas com autismo é a empresa Specialisterne. Fundada em 2004 por Torkil Sonne, na Dinamarca, a organização desenvolveu e aprimorou uma metodologia própria para a inclusão de pessoas com autismo, focada principalmente na inserção de indivíduos com autismo leve na área de tecnologia da informação (TI). Com métodos próprios de avaliação, capacitação e treinamentos de empresas e equipes, a instituição é apontada como influenciadora e base para o programa de muitas empresas.[19] Com presença no Brasil desde 2015, a Specialisterne já inseriu mais de 230 profissionais com autismo em mais de 30 empresas do nosso país. Em levantamento recente com 81 profissionais com autismo leve que atuam na instituição, foram apontados dados significativos desse público, trazendo uma ideia do cenário da inclusão profissional de pessoas com autismo no Brasil. Com profissionais em idades variando entre 18 e 50 anos, 47% obtiveram sua primeira experiência profissional por meio da empresa. A idade diagnóstica de 54% dos correspondentes foi na fase adulta, sendo que 69% apontaram ter diagnósticos comórbidos ao TEA. Apesar de 76% terem ensino superior completo ou incompleto, ou mesmo níveis mais altos de graduação, estes buscaram a instituição por não conseguirem um trabalho sozinhos. Foi identificada, por 96% dos profissionais, uma melhora na qualidade de vida após a obtenção de um trabalho.

CONSIDERAÇÕES FINAIS

A inclusão profissional é apenas um dos aspectos da inclusão social, abarcando uma cadeia de comportamentos, situações e condutas muito complexas e que dependem não somente de uma pessoa ou de um conjunto de pessoas, mas de um movimento maior em sociedade. Inclusão é uma atitude, uma convicção. Não é uma ação ou um conjunto delas. É um modo de vida fundado na convicção de que cada indivíduo é único e pertence a um grupo.[4]

Historicamente, nossa sociedade foi privada de conviver e conhecer os potenciais que as pessoas com autismo e outras deficiências podem ter. Muitas dessas pessoas vivenciaram processos de exclusão, advindos, num primeiro momento, do próprio núcleo familiar – pois muitas vezes a família exerce um papel superprotetor, evitando o convívio social pelo receio de enfrentar exposição e preconceito.

Nas últimas décadas, temos vivenciado o início de uma grande mudança de comportamento social, em que toda a sociedade é levada a refletir sobre os conceitos de inclusão, responsabilidade social e respeito à diversidade. Esse início de mudança surgiu acompanhado pela imposição de medidas legais, sendo um dos exemplos a Lei de Cotas. A partir dessa lei, o segundo setor (iniciativa privada) foi obrigado a ceder e abrir suas portas para a contratação de pessoas com deficiência. Com esse movimento, foi possível observar exemplos de superação e um início da quebra de paradigmas.

O mercado de trabalho é exigente quanto a resultados e, por isso, acaba absorvendo em seu quadro de colaboradores, na maior parte das vezes, aquelas pessoas cujas deficiências não afetem diretamente seu desempenho cognitivo nem, tampouco, seu relacionamento interpessoal. Dessa forma pessoas com deficiências físicas, auditivas e visuais têm maior chance no mercado de trabalho formal do que pessoas com deficiência intelectual e autismo. As barreiras arquitetônicas e de conhecimento público são muitas, porém as barreiras atitudinais são ainda maiores.

Como forma de desenvolver o potencial laborativo das pessoas com dificuldades em conseguir um trabalho remunerado, organizações não governamentais e entidades filantrópicas oferecem programas de habilitação e reabilitação profissional, bem como de capacitação profissional.

O trabalho de habilitação e reabilitação profissional para pessoas com deficiência tem o objetivo de estimular o desenvolvimento profissional desse público por meio da vivência de atividades reais de trabalho, com apoio de equipes multidisciplinares, estimulação social e cultural, orientação pessoal e profissional. Nesse tipo de programa, pessoas com deficiência são levadas a desenvolver posturas profissionais básicas, hábitos e atitudes que são esperados socialmente. Em programas de capacitação profissional, as pessoas encontram diversos cursos profissionalizantes que visam a uma preparação básica em algumas áreas de atuação profissional. Esses programas são importantes na medida em que observamos que, no mundo corporativo, o maior número de demissões se deve a problemas de postura profissional (quando comparado ao número de demissões por falta de preparo técnico).

Pessoas com autismo que se encontram em idade produtiva e apresentam, minimamente, independência em suas atividades práticas de vida diária buscam, nesse tipo de programa, cada vez mais espaço para desenvolver seus potenciais. Na prática, muitos conseguem desenvolver seu potencial laboral e encontrar espaço no mercado de trabalho, na maioria das vezes em vagas operacionais. Observamos que a maior parte dessas pessoas conquista uma colocação devido às exigências da lei somadas à flexibilização por parte das empresas – que já passaram por preparação anterior, contratando serviços de palestras para entender melhor sobre as pessoas com deficiência, seus potenciais e dificuldades. Também é crescente o número de empresas que buscam preparar seus postos de trabalho com adaptações e uso de tecnologias assistivas, bem como contratando consultorias de profissionais especializados para essa inclusão.

Nem todas as pessoas com deficiência terão um lugar no mercado de trabalho formal; por isso, existem alternativas de trabalho, como as cooperativas sociais e as oficinas de produção. Alguns consideram tais alternativas ainda excludentes, mas observamos que, em certos casos, elas podem significar inclusão para os maiores interessados, ou seja, aqueles que irão trabalhar nelas.

Em suma, o caminho é longo e, conforme já dito, a inclusão profissional é apenas um dos aspectos da inclusão social. Antes de pensarmos em incluir uma pessoa com autismo em um trabalho, é necessário saber o que essa pessoa quer, qual o significado do trabalho para ela, e o que, para ela, significa inclusão, ou estar – de fato – incluída. Com isso, queremos dizer que a palavra "inclusão" é muito mais do que convicção, atitude, ou inserção de alguém em um grupo; deve significar, antes de tudo, respeito.

REFERÊNCIAS

1. Stolz PV, Vaz MRC. A compreensão dos separadores de resíduos sólidos em relação ao seu trabalho, saúde e ambiente. Rev Baiana Saúde Pública. 2009;33(3):490-2.

2. Oliveira MA, Goulart Jr E, Fernandes JM. Pessoas com deficiência no mercado de trabalho: considerações sobre políticas públicas nos Estados Unidos, União Europeia e Brasil. Rev Bras Ed Esp. 2009;15(2):219-32.

3. Bendassolli PF. Trabalho e identidade em tempos sombrios. Insegurança ontológica na experiência atual com o trabalho. São Paulo: Ideias e Letras; 2007.

4. Peterson PJ. Inclusão nos Estados Unidos: filosofia, implementação e capacitação de professores. Rev Bras Educ Espec. 2006;12(1):3-10.

5. Organização Mundial da Saúde. Classificação de transtornos mentais e de comportamento da CID-10. Porto Alegre: Artmed; 1993.

6. Organização Mundial de Saúde. Classificação Internacional de funcionalidade, incapacidade e saúde CIF. Lisboa: Direcção-Geral da Saúde; 2004.

7. Ackerman NW. Diagnóstico e tratamento das relações familiares. Porto Alegre: Artes Médicas; 1986.

8. American Psychiatric Association. Manual de diagnóstico e estatística de distúrbios mentais: DSM-IV-TR. 4. ed. Porto Alegre: Artmed; 2002.

9. Klin A, Mercadante M. Autismo e transtornos invasivos do desenvolvimento. Braz J Psychiatry. 2006;28(Suppl 1):s1-s2.

10. American Psychiatric Association. Manual diagnóstico e estatístico de transtornos mentais: DSM-5-TR. 5. ed. revis. Porto Alegre: Artmed; 2023.

11. Lai MC, Baron-Cohen S. Identifying the lost generation of adults with autism spectrum conditions. Lancet Psychiatry. 2015;2(11):1013-27.

12. Autism Speaks austism statistics and facts [Internet]. Princeton: Autism Speaks; 2020 [capturado em 16 dez. 2020]. Disponível em: https://www.autismspeaks.org/autism-statistics.

13. Brasil. Presidência da República. Lei nº 12.764, de 27 de dezembro de 2012. Brasília: DOU; 2012.

14. Brasil. Presidência da República. Lei nº 8.213, de 24 de julho de 1991. Brasília: DOU; 1991.

15. Hurlbutt K, Chalmers L. Employment and adults with Asperger syndrome. Focus Autism Other Dev Disabl. 2004;19(4):215-22.

16. Leopoldino CB. Inclusão de autistas no mercado de trabalho: uma nova questão de pesquisa. Gestão e Sociedade. 2015;9(22):853-68.

17. Singer J. Why can´t you be normal for once in your life? From a problem with no name to the emergence of a new category of difference. In: Corker M, French S. Disability discourse. Philadelphia: Open University; 1999. p. 59-67.

18. Ortega F. O sujeito cerebral e o movimento da neurodiversidade. Mana. 2008;14(2):477-509.

19. Austin RD, Pisano GP. Neurodiversidade como vantagem competitiva. Harvard Business Review Brasil [Internet]. 2017 [capturado em 16 dez. 2020]. Disponível em: https://hbrbr.com.br/neurodiversidade-como-vantagem-competitiva1/.

20. Urries BJ. Concepto, características y elementos del empleo con apoyo. Salamanca: Cornell University ILR Scholl; 2006.

SEXUALIDADE E AUTISMO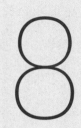

FRANCISCO B. ASSUMPÇÃO JR.

PONTOS-CHAVE

- A sexualidade é uma conduta complexa que envolve praticamente toda a vida psíquica do indivíduo, de aspectos afetivos a aspectos cognitivos.
- A sexualidade deve ser compreendida a partir de aspectos biológicos, psicológicos, de desenvolvimento e sociais.
- A deficiência intelectual, muitas vezes associada ao autismo, não permite estabelecer uma avaliação real dos fatos cotidianos, o que leva à construção de projetos não adequados à realidade e às contingências do ambiente.
- A conduta sexual de indivíduos com transtorno do espectro autista está relacionada ao nível de gravidade do transtorno.

A sexualidade é uma conduta complexa que envolve praticamente toda a vida psíquica do indivíduo, de aspectos afetivos a aspectos cognitivos. Dessa maneira, constitui-se em um ponto frágil, diante do qual quaisquer alterações produzem condutas diversas das habituais, caracterizando um ser-no-mundo específico. Isso porque as bases cognitivas alteradas produzem a avaliação e o processamento dos estímulos ambientais de maneira não usual, definindo um estilo peculiar de funcionamento que caracteriza o próprio ser-no-mundo do indivíduo em questão,[1] diferenciando-o de modo intenso da vida animal – uma vez que implica toda uma vida interior que o leva, em sua consciência, a colocar toda a questão do ser.

Como diz Jaspers,[2] comunicação é amor, não indiferente à qualidade do objeto, lúcido, questionador e provocante na exigência e na compreensão da outra existência. No ato amoroso abole-se o sujeito e ambos se revelam sem reservas, deixando-se questionar. Abolem-se também os valores objetivos externos na conquista de si mesmo, doando-se ambos os participantes na busca contínua do estar juntos.

Quando pensamos a questão da sexualidade, encontramos três processos afetivos envolvidos.[3] Um primeiro sistema corresponde às alterações corporais que envolvem a homeostase e a adaptação do organismo às mudanças externas ou internas, visando a um estado de equilíbrio; um segundo sistema envolve respostas que se processam por meio de mecanismos sensoriais que englobam trocas químicas, expressões faciais, movimentos corporais, posturas, gestos, vocalizações e comportamentos que podem ser vistos, cheirados, tocados e ouvidos. Para a nossa questão, esse aspecto se reveste de perspectivas importantes, uma vez que, em primatas, o contato ocular é um comportamento mútuo de extrema importância na questão das condutas de seleção de parceiro. Nesse sentido, são desenvolvidos mecanismos para determinar, a partir do olhar do outro, se ele nos olha ou não; essa informação, associada às informações provenientes da observação das expressões faciais e do comportamento global, são transmitidas da região visual do córtex cerebral até o hipotálamo, onde geram-se as condutas sexuais.[4] Por fim, um terceiro sistema envolve diretamente a questão do relacionamento entre emoção e cognição, com a presença de estados subjetivos e esquemas motivacionais – também de extrema importância em nossa temática.

Assim, essa conduta, em geral vista como simples, na verdade é extremamente complexa, envolvendo questões cognitivas nos aspectos perceptivos e sensoriais, nos esquemas de representação (linguagem corporal, facial e outros sistemas de sinais) e nos processos simbólicos, capazes de estabelecer representações mentais com significados específicos e pessoais passíveis de serem compartilhados.

Os transtornos de desenvolvimento apresentam-se enquanto alterações no desenvolvimento cognitivo global ou de áreas específicas. Dentre eles, dois podem ser considerados os mais importantes: a deficiência intelectual e os transtornos do espectro autista, objetos deste capítulo e questão fundamental quando pensamos o indivíduo em idade adulta.

A deficiência intelectual em um indivíduo, muitas vezes associada ao autismo, não o permite estabelecer uma avaliação real dos fatos cotidianos, o que leva à construção de projetos não adequados à realidade e às contingências do ambiente. Consequentemente, sua expressão sexual é comprometida em razão das dificuldades na competição envolvida para a seleção de parceiros; das dificuldades adaptativas a um objetivo específico; da pouca eficácia das estratégias que determinam o sucesso em um curto período de tempo, tornando-o factível independentemente dos modelos de aprendizado formal; das dificuldades em adaptar as estratégias a um contexto social; e, ainda, do controle constante das forças afetivas, para que condutas inadequadas não sejam tomadas. Assim, esse déficit de caráter cognitivo global faz com que a expressão da conduta sexual seja prejudicada.

O autismo, por outro lado, é conceituado como uma síndrome definida comportamentalmente, com déficits neurológicos e etiologia nem sempre definida, e é considerado como uma síndrome comportamental com etiologias múltiplas e curso de um distúrbio de desenvolvimento. Caracteriza-se por um déficit na interação social e é visualizado pela incapacidade de relacionar-se com o outro, em geral combinado com déficits de linguagem e alterações de comportamento.[5] Seus déficits nas relações sociais são apresentados desde suas descrições iniciais,[6] bem como por Ritvo e Ornitz[7] e pelas classificações atuais: *Manual Diagnóstico e Estatístico de Transtornos Mentais* (DM-5-TR)[8] e *Classificação Estatística Internacional de Doenças e Problemas Relacionados com a Saúde* – 10ª edição (CID-10).[9]

O fato de ser, na maioria de seus casos, associado a deficiência intelectual, fez com que Wing[10] postulasse um *continuum* em que a variabilidade comportamental – nas mais diferentes áreas – se encontrasse diretamente ligada ao comprometimento cognitivo. Dessa maneira, quanto mais comprometido intelectualmente o indivíduo, maior a indiferença social, a ausência de comunicação verbal ou não verbal e a falta de imaginação social, com a concomitante e acentuada presença de padrões repetitivos, resposta a estímulos sensoriais e movimentos estereotipados.

Dessa forma, podemos compreender aquilo que hoje chamamos de autismo enquanto um conjunto heterogêneo de indivíduos com características comportamentais totalmente diferentes entre si, características estas ligadas, muitas vezes, ao comprometimento cognitivo associado e que farão com que suas condutas se estendam de um polo bastante simples e primitivo até outro mais sofisticado e complexo.

ASPECTOS BIOLÓGICOS

O ato sexual é controlado por intermédio dos sistemas nervoso e endócrino e, assim, a cópula é constituída por uma série de reflexos integrados nos centros medulares e do tronco encefálico, regulados no sistema límbico e no hipotálamo. Cabe lembrar que o sistema límbico está envolvido, ainda, em comportamentos ligados à sexualidade, como a elaboração e a expressão de emoções.

O aprendizado desempenha um papel importante no desenvolvimento das técnicas de acasalamento (sobretudo quando consideramos primatas), embora as respostas básicas estejam presentes independentemente dele.

A sexualidade é, portanto, uma conduta complexa e imbricada com todo o psiquismo do indivíduo, quer consideremos suas experiências pessoais ou seu mundo social e relacional. É grande, portanto, o papel do substrato biológico, principalmente quando consideramos seus controles em nível cortical, que fazem com que a conduta sexual do homem se transforme em atividade rica e pessoal, repleta de significados e símbolos eminentemente pessoais.

Em uma fase pré-copulatória, colocam-se em ação todos os órgãos corporais necessários à realização do coito, com seu desencadeamento operado a partir de influências psíquicas (representações mentais) e sensoriais (estímulos tácteis, auditivos, visuais, olfativos, etc.) e com uma resposta fisiológica caracterizada por reações vasomotoras, tais como ereção peniana ou clitoridiana e aumento da atividade das glândulas uretrais e vaginais.[11]

Tendo em vista que indivíduos autistas apresentam alterações no processamento sensorial – seja auditivo, visual, táctil ou olfativo – manifestadas por diferentes formas de comportamento que envolvem a sensorialidade (p. ex., comportamentos alimentares, visuais, olfativos, de manipulação de objetos, de resposta à dor),[12-17] nada nos impediria de pensar que tais dificuldades se manifestariam, também, nesse momento que envolve comportamentos complexos como os de sedução e percepção de interesse por parte do outro.

Na fase copulatória, a tensão se generaliza por todo o corpo, com uma sensação subjetiva de voluptuosidade e persistência dos fenômenos descritos.

Por fim, na fase orgástica, a ejaculação marca o ápice no sexo masculino, correspondendo, na mulher, principalmente a movimentos da musculatura pélvica. Observa-se, a seguir, a diminuição da vasoconstrição e da tensão muscular.

Dessa forma, o orgasmo pode ser visualizado a partir da crescente excitação sexual acompanhada de alterações morfológicas da genitália, culminando na obtenção de um ápice sensorial seguido de gradual redução da excitação e do aparecimento de uma sensação de liberação.

Por último, observamos uma fase de resolução, refratária e variável (conforme a idade, o indivíduo e a participação do par), período em que é impossível a realização de novo coito. Na mulher não existe tal fase, o que lhe proporciona a possibilidade de novas experiências orgásticas seguidamente.[11]

ASPECTOS PSICOLÓGICOS

Na espécie humana, um aspecto característico da sexualidade é a questão psicológica. Nos indivíduos autistas, ela pode ser pensada enquanto uma teoria afetiva, já presente em Kanner (1943), que postula – conforme refere Hobson[18] – que indivíduos autistas apresentam falhas constitucionais de componentes de ação e reação necessários para o desenvolvimento das relações pessoais com outras pessoas, relações estas que envolvem afetos. Tais relações pessoais são necessárias para a constituição de um mundo próprio e com os outros, ambos de fundamental importância na constituição da vida erótica e sexual. Os déficits das pessoas autistas na experiência social intersubjetiva têm dois resultados particularmente importantes, que podem ser resumidos em: um déficit relativo ao reconhecimento de outras pessoas como portadoras de sentimentos, pensamentos, desejos e intenções próprias, bem como um déficit grave na capacidade de abstrair, sentir e pensar simbolicamente. Grande parte das incapacidades cognitivas e linguísticas das pessoas autistas pode refletir déficits que têm íntima relação com o desenvolvimento afetivo e social, e/ou déficits sociais dependentes da possibilidade de simbolização.

Considerando-se a teoria cognitiva proposta por Baron-Cohen[19-21] e Frith,[22] cujo ponto central é a impossibilidade de a pessoa autista compreender os estados mentais de outros (metarrepresentações), sugere-se que o autismo apresenta uma alteração nessa capacidade, o que ocasionaria o comprometimento dos padrões de representação social e, como consequência, a alteração dos padrões simbólicos, pragmáticos e dos jogos sociais. A regulação da atividade cognitiva seria, então, alterada, o que contribuiria para a heterogeneidade do desenvolvimento cognitivo e social – notadamente nos aspectos relativos ao sensório-motor –, sendo afetadas a atenção e a compreensão linguística. Isso dificultaria a instalação de relações afetivas diferenciadas, alterando a expressão emocional da atividade simbólica e inibindo a diversificação e a estruturação dos esquemas de ação das representações.[23]

Baron-Cohen[24] refere, ao falar de sexualidade e autismo, que a intimidade é intrinsecamente ligada à habilidade de poder perceber aquilo que o outro pensa. Assim, uma união é dirigida diretamente àquilo que o outro pensa e sente, muito mais do que somente a um intercurso sexual. Ela corresponde a compartilhar segredos, desejos, medos e sentimentos que ocorrem quando se conhece realmente os pensamentos de outras pessoas (e corresponde, também, ao que pensamos quando nos dirigimos a alguém, visando a uma maior intimidade pessoal). Tal intimidade ocorre quando percebemos, ou procuramos perceber, as pressuposições, intenções e demais estados mentais desse outro – os quais são difíceis de serem percebidos pela pessoa autista. Essa intimidade parte daquilo que se costuma chamar de subjetividade, ou que podemos chamar de "linguagem do olhar", e que para as pessoas autistas se reveste de um aspecto misterioso, uma vez que elas não são capazes de se colocar no ponto de vista daquele que escutam e, consequentemente, mostram falta de habilidade para apreender o estado mental do outro. Não se estabelece, assim, um discurso comunicativo, observando-se falhas na troca de papéis entre o que escuta e o que fala – alterando-se os princípios sociais da conversação, da educação e da cortesia, pela não compreensão das regras sociais que governam uma conversação aceitável. Esse fato é sugerido por Baron-Cohen em sua teoria da sistematização–empatia,[25] porém é ainda mais presente nas relações de intimidade e de compartilhamento, que pressupõem a capacidade e a possibilidade de estabelecerem-se relações de compartilhamento a partir de universos comuns, independentemente da linguagem falada e de forma mais ligada à percepção dos estados subjetivos de cada um dos parceiros. É a isso que Moreno[26] se refere quando diz

> E quando estiveres bem perto,
> Eu arrancarei teus olhos
> E os colocarei no lugar dos meus
> E tu arrancarás os meus olhos
> E os colocará no lugar dos teus,
> Então eu te olharei com teus olhos
> E tu me olharás com os meus.

É esse, exatamente, o prejuízo cognitivo que dificulta o estabelecimento dos relacionamentos de intimidade em indivíduos autistas.

Odores também se relacionam aos comportamentos social e sexual, e as memórias evocadas através deles são distintas de outras evocações devido à sua potência emocional. Nesta área também podemos encontrar algumas dificuldades, na sua identificação e no seu aprendizado.[16]

No erotismo e no encontro está o significado que preenche o vazio[27] – no caso, o significado que ambos os participantes dão a esse encontro, enquanto condição primeira de preenchimento de um vazio existencial. Porém, para tanto, faz-se necessário que se transcenda o relacionamento que vai se instalar para muito além da mera atratividade e do relacionamento sexual.

O apaixonar-se é uma possibilidade que parte de uma experiência sensorial (já prejudicada na população autista) e das representações psíquicas, de forma a possibilitar que se esteja no mundo da sensualidade de maneira consciente em relação aos conflitos – os quais, embora presentes, são gradualmente elaborados. O indivíduo em um relacionamento erótico é capaz de estabelecer o jogo da paixão, do desejo e da sedução (todos predominantemente simbólicos e compostos por representações mentais que, como já apresentado, são constituídas de forma deficitária nessa população), não permanecendo nem no mundo dos próprios instintos nem no dos modelos estabelecidos pela moral e pela sociedade. Assim sendo, ao estabelecer uma relação de intimidade, o indivíduo é alguém que almeja (e pode ser capaz de) estabelecer um encontro existencial que permita que se coloquem os papéis sociais em outro plano, buscando-se a reciprocidade do outro na busca de uma vivência completa e conjunta do momento. Assim se constitui uma relação de apego seguro, na qual os papéis sociais deixam de ocupar o primeiro plano.[28]

ASPECTOS SOCIAIS

O erotismo corresponde à aprovação da vida até na própria morte, dando-lhe um significado e uma profundidade tais que o diferenciam fundamentalmente da sexualidade animal, uma vez que o erotismo envolve e implica toda uma vida interior que o leva, em sua consciência, a colocar em questão todo o seu ser. "No erotismo eu perco-me".[29]

Esses mecanismos de controle correspondem, em geral, a condutas regulamentadas socialmente, as quais têm como finalidade colocar os indivíduos a serviço de um grupo – não somente familiar, mas também social – graças à sublimação dos afetos que podem ser canalizados para uma atividade produtiva.

Todas essas questões se revestem de importância ainda maior quando nos defrontamos com uma população com menor autonomia e independência, que demanda sistemas de suporte e proteção – apesar do discurso contemporâneo sobre os regimes de poder que naturalizam formas particulares de indivíduos como normais e, outras, como suscetíveis à contenção ou proteção a partir de estruturas de exclusão ou coerção.[30]

Hoje vivemos em um mundo complexo, líquido,[31] no qual a vontade de consumir é preponderante enquanto preenchimento da lacuna que separa o indivíduo da alteridade, e no qual se favorecem produtos prontos para consumo e a fruição imediatos em detrimento de esforços prolongados, com o desejo consumindo o significado. Exatamente por isso não podemos pensar a sexualidade no indivíduo autista como mera questão empírica e com uma visão funcionalista. Mesmo porque, a nosso ver, as relações interpessoais de intimidade devem ser consideradas de uma forma mais completa e, por isso mesmo, mais complexa e transcendente.

A solidão (e a consciência dessa solidão, mais difícil de ser pensada no contexto autístico) parece-nos o primeiro passo para que se escute "a voz interior". Embora tenhamos, obrigatoriamente, que partir do mundo empírico e devamos explorá-lo em sua totalidade, o pensar jamais permite que se abarque o ser em sua totalidade, posto que a existência pertence à ordem da liberdade; esclarecê-la, portanto, não consiste em adquirir um saber, mas em aumentar as suas possibilidades de liberdade, com as perspectivas de finitude e fracasso.[28]

O transcender, portanto, nada tem do ser empírico; corresponde ao englobante absoluto, real para a existência vivida e com ela comprometido em sua totalidade, sem certezas absolutas ou objetivas.[32]

Nesse contexto, um relacionamento de intimidade constitui-se no abrir-se ao destino, admitindo a liberdade que se incorpora no outro[31] enquanto um caminho rumo ao encontro de si mesmo e do próprio *self* – possibilidades bastante limitadas quando consideramos a construção de um mundo autístico com toda a sua limitação existencial.

> Vem, amiga
> Minha nudez é absoluta
> Meus olhos são espelhos para o teu desejo
> E meu peito é tábua de suplícios
> Vem. Meus músculos estão doces para os teus dentes

> E áspera é minha barba. Vem mergulhar em mim
> Como no mar, vem nadar em mim como no mar
> Vem te afogar em mim, amiga minha
> Em mim como no mar.[33]

A QUESTÃO DA CONDUTA

Em um trabalho anterior nosso, em que foram avaliados 57 pacientes de cor branca e de ambos os sexos (sendo 9 mulheres e 48 homens), com idades entre 2 e 12 anos e diagnosticados como portadores de autismo infantil (a partir das informações obtidas com suas mães) conforme os critérios do DSM-IV[34] – todos avaliados pelo Child Sexual Behavior Inventory (CSBI),[35] instrumento destinado a analisar o comportamento sexual em crianças – conseguiu-se mostrar que as pessoas atingidas pelo autismo têm desejos sexuais como todas as demais, embora os compreendam menos; além disso, como elas vivem de maneira diferente as relações sociais, sua percepção das relações de natureza sexual é problemática, uma vez que enxergam seus órgãos sexuais como somente mais uma parte de seu corpo, sem os conteúdos significativos que lhes atribuímos.[36]

Assim, tivemos resultados que mostraram índices extremamente baixos de interesse sexual, apresentados de maneira bastante primitiva e sem quaisquer manifestações associadas ao relacionamento social propriamente dito – que seria aquele que implicaria os significados e a percepção do outro.[36] Isso vai ao encontro dos achados de Turner e colaboradores,[37] que referem uma maior frequência de transtornos sexuais com inibição da sexualidade nos homens, mas contraria os achados de Schöttle e colaboradores,[38] que referem uma vasta gama de comportamentos sexuais, inclusive com mais fantasias parafílicas e hipersexualidade do que na população geral, embora citem que alguns desses comportamentos possam ser decorrentes de atividades ritualísticas ou peculiaridades sensoriais. Também Kolta e Rossi[39] referem condutas hipersexualizadas e fantasias parafílicas, chegando a citar uma associação a comportamentos sexuais homicidas. Simner e colaboradores,[40] por sua vez, apontam a presença de experiências emocionais e românticas com objetos inanimados, relacionando esse mecanismo compensatório às precárias relações inter-humanas dessa população.

Assim, pensar a sexualidade enquanto comportamento amplo, que envolve diferentes aspectos da vida do indivíduo, parece ser difícil para essa população; o próprio termo "fazer amor", se tomado em sentido literal, é incompreensível, da mesma forma que as transformações corporais que trazem à tona o que sucederá a seguir ou quando essas transformações cessarão.[41]

Em nossa experiência, observamos problemas com a questão da reciprocidade, que exige um nível de sociabilização bastante elevado e demanda a compreensão das intenções, das emoções e das ideias do outro. Esses padrões podem ser pensados, no indivíduo autista, de modo diferente da pessoa deficiente mental, uma vez que não dependem somente da alteração cognitiva em sentido amplo, ficando a conduta alterada em razão do comprometimento intelectual global e da dificuldade em perceber o outro enquanto pessoa capaz de pensar. Assim, estabelecem-se os estados mentais característicos. Entretanto, o funcionamento cognitivo é um parâmetro importante nessa população, atuando como preditor de sua evolução, embora os interesses sexuais não variem em função do grupo social a que pertence a pessoa, ao seu gênero ou à sua habilidade cognitiva.[42]

A partir dessas considerações, podemos pensar que algumas pessoas autistas permanecem num estágio de desenvolvimento sensório-motor, da mesma maneira que alguns deficientes intelectuais muito comprometidos, sob o ponto de vista intelectual, com deficiências intelectuais profundas[43] e, por conseguinte, não demonstrando praticamente qualquer interesse do ponto de vista sexual, uma vez que seu impulso é pouco desenvolvido.[44] Mesmo assim, podem observar-se comportamentos ritualizados e autoestimulatórios que aumentam quando o indivíduo se encontra ansioso, da mesma forma que uma proximidade física, efetuada com menor crítica, pelo indivíduo autista, pode ocasionar desconforto ao ambiente[45] de maneira bastante semelhante à encontrada nas pessoas que apresentam deficiências intelectuais mais graves.

Quando pensamos em indivíduos que têm deficiência intelectual em grau moderado, podemos observar a prática de masturbação – compreensível dentro das necessidades fisiológicas desses indivíduos, biologicamente normais sob o ponto de vista sexual –, bem como jogos homo e heterossexuais, com conteúdos de curiosidade e exploração sexual, sem, no entanto, uma seleção cuidadosa de parceiros ou mesmo de gênero sexual, da mesma maneira que as crianças do pré-operatório. Entre as pessoas autistas, Jordan e Powell[44] referem que um grupo mostra interesse sexual, embora não consiga demonstrar claramente suas necessidades, precisando de alguém que lhe ensine a expressá-las com respeito às regras da privacidade e da sociabilidade, inclusive ensinando-o a esperar quando as condições forem menos favoráveis socialmente. Dessa forma, a masturbação pode advir como um comportamento repetitivo, que proporciona descontração na falta de outras possibilidades e sem a percepção muito clara, por parte dos indivíduos, acerca das convenções nela envolvidas, uma que eles têm dificuldades na percepção das normas sociais e, por isso, não apresentam sentimentos complexos de vergonha ou culpa, desenvolvidos na criança normal entre o segundo e o terceiro ano de vida, mas que se constituem em uma lacuna nos indivíduos autistas.[41]

Assim, pensando comparativamente, enquanto nos indivíduos com deficiência intelectual podemos observar dificuldades em encontrar estratégias eficazes para a expressão da conduta sexual (devido ao prejuízo em suas funções executivas), bem como percebe-se a presença de condutas sexuais mais primitivas e menos desenvolvidas, nos autistas observamos a não percepção das regras sociais aprendidas informalmente (em geral por meio de mecanismos de descoberta que, nesses indivíduos, tornam-se mais difíceis a partir do próprio prejuízo na coerência central), bem como a não percepção do estado mental que tais condutas desencadeiam no outro (devido a um prejuízo em teoria da mente), de maneira que o próprio aprendizado das condutas consideradas socialmente corretas é mais difícil e mais dependente de aspectos demonstrativos e concretos.

Naqueles indivíduos que apresentam deficiência intelectual leve, encontramos condutas caracterizadas por masturbação, auto e heterossexualidade com o estabelecimento de relacionamentos interpessoais diferenciados – com a escolha de parceiros específicos quanto a sexo e características pessoais. Assim, podem se estabelecer relacionamentos que, embora com grandes dificuldades em se manterem estáveis (uma vez que as estratégias cognitivas são de fundamental importância para essa estabilidade), são viáveis em sua ocorrência.

Na população autista com comprometimento similar sob o ponto de vista intelectual global, podemos encontrar interesses quanto à vida sexual propriamente dita, embora este seja, muitas vezes, apenas a expressão de um desejo de tentar se apresentar, de forma comportamental, como semelhante aos outros[44] – na forma de um "comportamento-eco".[41] Ainda assim, o desenvolvimento de relacionamentos do tipo afetivo pode nunca ocorrer, mesmo que lhes ensinemos e que eles aprendam as regras de convívio social; uma vez que, embora possam perceber as diferenças entre o próprio corpo e um corpo do sexo oposto, a compreensão das condutas que tais diferenças demandam pode não ser percebida e, em consequência, condutas inadequadas podem surgir.

A adolescência constitui-se no período em que o indivíduo adquire a capacidade de valer-se das operações formais que lhe permitirão trabalhar com hipóteses fundamentadas sobre outras hipóteses; dessa maneira, infinitas possibilidades lhe serão abertas, assim como as consequentes responsabilidades decorrentes de suas decisões. A partir daí, constrói-se um mundo próprio, enquanto contexto existencial, diante do qual o adolescente se posiciona. Paralelamente, ele passa a dar significados ao que lhe rodeia, desvelando cada um dos entes e, por fim, após a compreensão de si e do que lhe rodeia, constrói seu próprio ser-no-mundo, escolhendo e estabelecendo um projeto existencial – dentro de suas reais possibilidades – que dará sentido a toda a sua vida futura.

Dentro desse contexto, predominantemente abstrato, é que se estabelece a sexualidade adulta.

Assim, um parceiro deixa de ser escolhido somente em função das características físicas que exibe, ou mesmo de características meramente formais, passando cada vez mais a ser determinado por ideias, pensamentos, sentimentos e atos que são compartilhados e avaliados de maneira extremamente abstrata e sofisticada.

O adolescente autista, mesmo sem nenhum comprometimento intelectual global (passível de existir em uma pequena porcentagem dos casos), peca exatamente por essa dificuldade em perceber os pensamentos do parceiro em função de suas próprias limitações, ao passo que o indivíduo deficiente mental apresenta dificuldades basicamente em função de expectativas e projetos existenciais comprometidos pelo déficit cognitivo global, que o impede de raciocinar com as mesmas características do adulto normal.

O Quadro 8.1 traz dados referentes à conduta sexual e ao nível de gravidade nos quadros de transtorno do espectro autista (TEA).

QUADRO 8.1 CONDUTA SEXUAL E NÍVEL DE GRAVIDADE NOS QUADROS DE TRANSTORNO DO ESPECTRO AUTISTA (TEA)

Gravidade do TEA	Comprometimento sintomatológico	Conduta sexual
Nível 3	Graves déficits em comunicação social verbal e não verbal; interações sociais muito limitadas e mínima resposta ao contato social com outras pessoas. Preocupações, rituais imutáveis e comportamentos repetitivos que interferem grandemente no funcionamento geral.	Ausência de interesse do ponto de vista sexual; impulsos sexuais pouco desenvolvidos. Comportamentos ritualizados e autoestimulatórios, que aumentam quando o indivíduo fica ansioso. Proximidade física inadequada e sem crítica, ocasionando desconforto ao ambiente. Ligações particulares com objetos inanimados enquanto fontes de prazer.

QUADRO 8.1 — CONDUTA SEXUAL E NÍVEL DE GRAVIDADE NOS QUADROS DE TRANSTORNO DO ESPECTRO AUTISTA (TEA)

Gravidade do TEA	Comprometimento sintomatológico	Conduta sexual
Nível 2	Graves déficits em comunicação social verbal e não verbal aparecendo sempre, mesmo com suportes, em locais limitados; respostas reduzidas ou anormais ao contato social com outras pessoas. Desconforto e frustração visíveis quando rotinas são interrompidas, dificultando o redirecionamento dos interesses restritos.	Masturbação como comportamento repetitivo, que proporciona descontração; jogos homo e heterossexuais com conteúdos de curiosidade e exploração sexual, sem seleção de parceiros. Interesse sexual com dificuldades em demonstrar suas necessidades. Dificuldade na compreensão de regras de privacidade e sociabilidade, bem como quanto a sentimentos de vergonha ou culpa.
Nível 1	Dificuldade em iniciar interações sociais; demonstração de claros exemplos de respostas atípicas e sem sucesso no relacionamento social com outros. Pode-se observar interesse diminuído pelas interações sociais. Resistência às tentativas de interrupção dos rituais ou de redirecionamento dos interesses fixos.	"Comportamento-eco". É possível a percepção de diferenças entre o próprio corpo e um corpo do sexo oposto, mas há dificuldades na compreensão das condutas que as diferenças demandam, com aparecimento de condutas inadequadas. Masturbação, auto e heterossexualidade, relacionamentos interpessoais diferenciados com escolha de parceiros específicos quanto a sexo e características pessoais; grandes dificuldades em relacionamentos estáveis.

No indivíduo autista, em função de seus déficits cognitivos, existem dificuldades para que ele entre no padrão de pensamento abstrato (a exemplo do deficiente mental). Ao entrar, porém, ele tem dificuldades inerentes a seu próprio prejuízo na teoria da mente, que lhe impede de "perceber" o outro enquanto ser pensante, de maneira a compreender intenções, afetos e necessidades, e, em consequência, de estabelecer um relacionamento compartilhado – base dos relacionamentos sexuais estáveis e maduros.

Isso porque a sexualidade, em seu aspecto mais amplo, envolve um mundo como contexto existencial frente ao qual o indivíduo se posiciona; um mundo enquanto estrutura de significação em que ele desvela o ser dos entes e lhes dá significado; um mundo como parte do homem, no qual, após a compreensão do ser, dos entes e do ser-no-mundo, esse indivíduo escolhe e executa os projetos dentro de suas reais possibilidades.

REFERÊNCIAS

1. Parnas J, Bovet P. Autism in schizophrenia revisited. Compr Psychiatry. 1991;32(1):7-21.

2. Jaspers K. Filosofia da existência. Rio de Janeiro: Imago; 1973.

3. Buck R. The psychology of emotion. In: Ledoux J, Wirst W. Mind and brain. Cambridge: Cambridge University; 1987.

4. LeVay S. The sexual brain. Cambridge: MIT; 1993.

5. Gillberg C. Infantile autism: diagnosis and treatment. Acta Psychiatr Scand. 1990;81(3):209-15.

6. Kanner L. Autistic disturbances of affective contact. Nervous Child. 1943;2:217-50.

7. Ritvo ER, Ornitz EM. Autism: diagnosis, current research and management. New York: Spectrum; 1976.

8. American Psychiatric Association. Manual diagnóstico e estatístico de transtornos mentais: DSM-5-TR. 5. ed. revis. Porto Alegre: Artmed; 2023.

9. Organização Mundial da Saúde. Classificação de transtornos mentais e de comportamento da CID-10. Porto Alegre: Artmed; 1993.

10. Wing L. The continuum of autistic disorders. In: Schpler E, Mesibov GM. Diagnosis and assessment in autism. New York: Pelnum; 1988. p. 91-110.

11. Bernard P, Trouvé S. Sémiologie psychiatrique. Paris: Masson; 1977.

12. Fegan L, Rauch A, McCarthy W. Sexuality and people with intellectual disability. 2nd ed. Sidney: MacLennan & Petty; 1993.

13. Bogdashina O. Sensory perceptual issues in autism and Asperger syndrome different sensory experiences different perceptual worlds. London; Jessica Kingsley; 2003.

14. Magliari FCL, Scheuer CI, Assumpção Jr FB, Mata CG. Estudo dos potenciais evocados auditivos em autismo. Pró-Fono R Atual Cient. 2010;22(1):31-6.

15. Assumpção Jr FB, Tarelho L. Percepção dolorosa e autismo infantil. In: Assumpção Jr FB, Kuczynski E. Autismo infantil: novas tendências e perspectivas. São Paulo: Atheneu; 2015.

16. Assumpção Jr FB, Adamo S. Percepção olfativa e autismo infantil. In: Assumpção Jr FB, Kuczynski E. Autismo infantil: novas tendências e perspectivas. São Paulo: Atheneu; 2015.

17. Assumpção Jr FB, Kuczynski E. Reconhecimento facial e prosopagnosia. In: Assumpção Jr FB, Kuczynski E. Autismo infantil: novas tendências e perspectivas. São Paulo: Atheneu; 2015.

18. Hobson RP. Autism and the development of mind. Essays in developmental psychology. London: Psychology; 1997.

19. Baron-Cohen S. Social and pragmatic deficits in autism: cognitive or affective? J Autism Dev Disord. 1988;18(3):379-402.

20. Baron-Cohen S. Autism, a specific cognitive disorder "mind-blindness". Int Rev Psychiatry. 1990;2(1):81-90.

21. Baron-Cohen S. The development of a theory of mind in autism: deviance and delay? Psychiatr Clin North Am. 1991;14(1):33-51.

22. Frith U. Autism: possible clues to the underlyng pathology. Psychological facts. In: Wing L, editor. Aspects of autism: biological research. London: Royal College of Psychiatrists and The National Autistic Society; 1988. p. 120.

23. Adrien JL. Autisme du jeune enfant: development psychologique et regulation de l'activité. Paris: Expansion Scientifique Française; 1996.

24. Baron-Cohen S. Mindblindness: an essay on autism and theory of mind. Cambridge: MIT; 1995.

25. Baron-Cohen S, Richler J, Bisarya D, Gurunathan N, Wheelwright S. The systemizing quotient: an investigation of adults with Asperger syndrome or high-functioning autism, and normal sex differences. Philos Trans R Soc Lond B Biol Sci. 2003;358(1430):361-74.

26. Moreno JL. Psicodrama. 2. ed. São Paulo: Cultrix; 1978.

27. Jung CG. A natureza da psique. Rio de Janeiro: Vozes; 1971.

28. Assumpção Jr FB. Da paixão: uma jornada simbólica. São Paulo: Sparta; 2019.

29. Bataille G. O erotismo: o proibido e a transgressão. Lisboa: Moraes; 1980.

30. Gibson MF, Douglas P. Disturbing behaviours: ole ivar lovaas and the queer history and autism science. Catalyst: feminism, theory, technoscience. 2018;4(2):1-28.

31. Bauman Z. Amor líquido. Rio de Janeiro: Jorge Zahar; 2004.

32. Hersch J. Karl Jaspers. Brasília: UNB; 1978.

33. Morais V. A ausente. In: Antologia poética. Rio de Janeiro: A Noite; 1954.

34. American Psychiatric Association. Diagnostic and statistical manual of mental disorders: DSM-IV. Washington: APA; 1995.

35. Friedrich WN. The child sexual behavior inventory (CSBI). 3rd ed. Odessa: Psychological Assessment Resources; 1997.

36. Rosseti M. Inventário de comportamentos sexuais da criança: normatização brasileira e novas evidências de validade [Tese]. São Paulo: Instituto de Psicologia da Universidade de São Paulo; 2016.

37. Turner D, Briken P, Schöttle D. Sexual dysfunctions and their association with the dual control model of sexual response in men and women with high-functioning autism. J Clin Med. 2019;8(4):425.

38. Schöttle D, Briken P, Tüscher O, Turner D. Sexuality in autism: hypersexual and paraphilic behavior in women and men with high-functioning autism spectrum disorder. Dialogues Clin Neurosci. 2017;19(4):381-93.

39. Kolta B, Rossi G. Paraphilic disorder in a male patient with autism spectrum disorder: incidence or coincidence. Cureus. 2018;10(5):e2639.

40. Simner J, Hughes JEA, Sagiv N. Objectum sexuality: a sexual orientation linked with autism and synaesthesia. Sci Rep. 2019;9(1):19874.

41. Peeters T. L'Autisme: de la comprehénsion à l'intervention. Paris: Dunod; 1996.

42. Konstantareas MM, Lunsky YJ. Sociosexual knowledge, experience, attitudes, and interests of individuals with autistic disorder and developmental delay. J Autism Dev Disord. 199;27(4):397-413.

43. Assumpção Jr FB. Autismo infantil: um algoritmo clínico [Tese]. São Paulo: Universidade de São Paulo; 1991.

44. Jordan E, Powell S. Understanding and teaching children with autism. New York: Wiley; 1995.

45. Trevarthen C, Aitken K, Papoudi D, Roparts J. Children with autism: diagnosis and interventions to meet their needs. London; Jessica Kingsley; 1996.

TERAPÊUTICA PSICOFARMACO-LÓGICA PARA O ADULTO COM AUTISMO

9

EVELYN KUCZYNSKI

PONTOS-CHAVE

- Nenhum psicofármaco é aprovado para o tratamento de sintomas-alvo ou de transtornos mentais comórbidos em adultos com TEA.

- A abordagem terapêutica do TEA em si (ao contrário do caso de outro transtorno mental concomitante) envolve principalmente, proporcionar educação, treinamento e apoio/cuidado social para que o indivíduo viva de forma independente e seja funcional no mundo cotidiano.

- As dificuldades apresentadas por um indivíduo com TEA podem melhorar desde que se reduza sua ansiedade ou aumente seu conforto físico e sensação de bem-estar. Isso pode vir de uma melhor comunicação e compreensão social, um ambiente mais familiar e previsível (com estímulos sensoriais reduzidos), uma melhora de qualquer mal-estar físico e um tratamento para os transtornos mentais concorrentes.

- Adultos com TEA apresentam taxas significativamente altas de transtorno mental e problemas de saúde física, mas também apresentam os mesmos riscos da população geral de desenvolver algumas condições de saúde comuns. Além disso, altas taxas de problemas de saúde foram identificadas entre jovens adultos com TEA, colocando-os, assim, em maior risco de desenvolver diabetes, doenças cardíacas e câncer mais tarde na vida.

– Bem, eu não disse que havia um problema. Acontece que ele tem ideias um pouco estranhas. É apaixonado por certas ciências. Mas, até onde sei, é uma boa pessoa. [...] É muito bom em anatomia e, também, um químico de primeira. Mas, que eu saiba, nunca frequentou um curso regular de medicina. Seus estudos são tão assistemáticos quanto excêntricos. Contudo os conhecimentos nada convencionais que acumulou deixariam boquiabertos seus professores. [...] Holmes é demasiado científico para o meu gosto. Aproxima-se da frialdade. [...] Parece ter paixão pelo conhecimento exato e definido. [...] A situação muda de figura quando se passa a dar pauladas nos corpos na sala de dissecação.
– Dar pauladas nos corpos?
– Sim, para verificar quanto tempo depois da morte o corpo pode apresentar escoriações. Vi Holmes fazer isso com meus próprios olhos.
– E você diz que ele não é estudante de medicina?
– Não. Só Deus sabe o que ele estuda.[1]

O transtorno do espectro autista (TEA) é um complexo distúrbio do neurodesenvolvimento caracterizado por déficits persistentes na comunicação e na interação social, bem como por interesses e comportamentos repetitivos e restritos.[2] Há importantes controvérsias envolvendo o TEA quanto às manifestações leves desses quadros, assim como quanto a outras condições que não o TEA e que não são (e nem podem ser) completamente elucidadas, uma vez que não há causa ou marcador, seja biológico ou psicológico, consistente para o diagnóstico de TEA.[3]

A compreensão e a abordagem terapêutica de crianças com TEA mudou drasticamente desde que Leo Kanner documentou formalmente essa condição em 1943.[4] Hoje, o TEA é inclusive considerado um "problema de saúde pública emergente",[5] dada a crescente descrição de novos casos. Nos Estados Unidos, a prevalência estimada de TEA chega à ordem de 1 para 59.[6] Não se sabe até que ponto esse aumento se deve, de fato, a um aumento na incidência de TEA ou a reformulações conceituais.[7]

Embora as pesquisas tenham se concentrado sobremaneira no estudo de crianças, o TEA é um distúrbio do neurodesenvolvimento que perdura por toda a vida, com um impacto potencialmente prejudicial no funcionamento do indivíduo adulto.[8,9] No entanto, apenas 2% dos estudos existentes pesquisam adultos com TEA.[10] Seu prejuízo funcional é variável, e nem todos os indivíduos demandam tratamento para os sintomas principais.[11] Obviamente, os que apresentam menor limitação linguística e intelectual têm maior probabilidade de viver e trabalhar de forma independente. No entanto, mesmo esses indivíduos se encontram sujeitos a quadros ansiosos e depressivos, e muitos adultos sofrem com o estresse de disfarçar seus déficits sociais.[2]

A abordagem terapêutica do TEA *per se* (ao contrário de outros transtornos mentais concomitantes) envolve, principalmente, proporcionar educação, treinamento e apoio (ou cuidado social), necessários para que o indivíduo viva de forma independente e funcional no mundo cotidiano.[12] Infelizmente, tais recursos são extremamente irregulares em nosso meio, e um grande número de indivíduos ainda é muito dependente de suas famílias. O acompanhamento psiquiátrico visa, em geral, ao tratamento dos transtornos mentais que frequentemente acompanham o TEA. Supõe-se que esse acompanhamento deva ser assumido por serviços psiquiátricos para adultos, utilizando-se de protocolos padronizados, ainda que com ajustes apropriados para se adequar às particularidades do TEA. Ao mesmo tempo, a natureza permanente de suas limitações não se adapta ao modelo de recuperação da assistência psiquiátrica tradicional. As dificuldades apresentadas por um indivíduo com TEA (incluindo suas características autistas) podem melhorar desde que se reduza sua ansiedade ou se aumente seu conforto físico (e bem-estar). Isso pode ser obtido a partir de uma melhor comunicação e compreensão social, um ambiente melhor (mais familiar, previsível e com estímulos sensoriais reduzidos), uma melhora para algum mal-estar físico (p. ex., o alívio da dor ou desconforto, bem como o melhor manejo da epilepsia, dos distúrbios do sono e dos medicamentos) e um tratamento para possíveis transtornos mentais concorrentes.[13]

Muitas intervenções têm sido propostas para diferentes aspectos do TEA, independentemente da evidência de sua eficácia limitada ou de seu potencial de dano (e de exploração financeira). Um bom exemplo em nosso contexto é a violenta publicidade em torno da utilização de canabidiol (CBD) para pacientes com TEA. No entanto, no caso de crianças e adolescentes, o CBD só está liberado pelo Conselho Federal de Medicina (CFM) para epilepsias refratárias aos tratamentos convencionais (como a síndrome de Dravet*, a síndrome de Lennox-Gastaut† e a síndrome de Doose‡), embora tenha se concluído que ainda não há evidências científicas comprovando que canabinoides são totalmente seguros e eficazes no tratamento de casos de epilepsia.[14] De fato, dados de uma coorte de casos de epilepsia infantil refratária que utilizaram CBD identificaram que apenas 24% obtiveram auxílio no controle das crises epiléticas (com 19% de efeitos adversos), e que 71% dos pacientes abandonaram o uso do CBD, na maioria dos casos por ausência de eficácia.[15]

---

* Epilepsia mioclônica grave da infância.
† Encefalopatia epilética grave. Corresponde a 5% das epilepsias infantis, com início entre 12 meses e 8 anos de idade. Cursa com deficiência intelectual progressiva e muitos tipos de crise. De etiopatogenia obscura, sugerida reação inespecífica de lesão cerebral. Caracteriza-se pelo tratamento geralmente ineficaz e pelo prognóstico ruim (pequeno número de pacientes com controle das crises).
‡ Epilepsia mioclônico-astática.

Se não há, na literatura médica, estudos robustos em crianças e adolescentes que realmente garantam eficácia e segurança no tratamento de epilepsia,[16] o que se pode dizer com relação ao seu uso em pacientes com TEA?

Um determinado tratamento pode ter um poderoso efeito placebo, tanto diretamente, sobre o sujeito, quanto indiretamente, por meio de seu efeito na atitude e no comportamento dos familiares e cuidadores.[17,18]

TRATAMENTO FARMACOLÓGICO DOS SINTOMAS-ALVO E TRANSTORNOS MENTAIS CONCORRENTES AO TRANSTORNO DO ESPECTRO AUTISTA

Pessoas com TEA são mais propensas a receber psicotrópicos do que a população em geral.[19] Além disso, estas são medicações cada vez mais prescritas para jovens e adultos com TEA,[20] com taxas que variam internacionalmente.[21,22] O fato é que, uma vez que uma pessoa com TEA receba uma prescrição, ela persistirá com a mesma por muito tempo. Autistas têm onze vezes mais probabilidade (do que indivíduos sem o diagnóstico de TEA) de permanecer sob a prescrição de psicotrópicos.[20] Isso nos faz supor que estejam sujeitos a taxas consideravelmente aumentadas de problemas de saúde mental que requerem o uso de medicação; ou, ainda, que sejam vítimas de cuidados precários quanto à saúde mental, carecendo de revisão das medicações.[23]

Nenhum medicamento é aprovado para o tratamento de sintomas-alvo ou de transtornos mentais comórbidos em adultos com TEA.[24] Carecemos não apenas de estudos clínicos, mas também de diretrizes nesse sentido.[23] Atualmente, as evidências são muito limitadas para se apoiar o uso rotineiro de qualquer agente para os sintomas-alvo do TEA (Fig. 9.1).

Embora a risperidona e o aripiprazol tenham demonstrado eficácia modesta para o controle de comportamentos repetitivos, esses estudos envolveram indivíduos com altos níveis de irritabilidade, e não está claro se as descobertas poderiam ser generalizadas para um espectro mais amplo de TEA. Em vista dos potenciais efeitos adversos, o uso rotineiro não é recomendado para tratar comportamentos repetitivos. Se proposto, os clínicos devem pesar seus riscos e benefícios, reavaliando-os regularmente.[11]

São aprovados pela Food and Drug Administration (FDA) para o tratamento de sintomas associados ao TEA (cabe frisar, apenas em crianças e adolescentes) a risperidona (para manejo da irritabilidade e hiperatividade) e o aripiprazol (para

Para o manejo dos sintomas de TEA, as intervenções comportamentais são de primeira linha e devem ser priorizadas em relação às intervenções psicofarmacológicas em cada passo do algoritmo.

Se a medicação já foi prescrita, considere se o indivíduo está ou não recebendo um benefício claro de seu regime atual. A reavaliação de medicamentos é o primeiro passo no manejo farmacológico.

Passo 1: Tente um ISRS (fluvoxamina) para PRRC, talvez CS.

Inadequado ou ineficaz após um ensaio de 8 semanas

Passo 2: Considere uma troca de ISRS (fluoxetina, sertralina) para PRRC.

Inadequado ou ineficaz após um ensaio de 8 semanas

Passo 3: Há comorbidade com irritabilidade proeminente? Se não, vá para o Passo 5.

Sim

Passo 4: Considere risperidona (o objetivo são os PRRC, que podem melhorar como consequência). Se ineficaz ou intolerável, considere paliperidona, ziprasidona, aripiprazol. Veja o próximo passo.

Inadequado ou ineficaz após um ensaio de 4 semanas

Passo 5: Considere todos os anteriores associados a estratégias de potencialização: propranolol (CS), memantina (CS), d-ciclosserina (CS, PRRC), ocitocina.

FIGURA 9.1 **FLUXOGRAMA PARA UM ALGORITMO DE PSICOFARMACOLOGIA PARA OS PRINCIPAIS SINTOMAS DE TRANSTORNO DO ESPECTRO AUTISTA.**

CS, comunicação e interação social; ISRS, inibidor seletivo de recaptação de serotonina; PRRC, padrões restritos e repetitivos de comportamento, interesses e atividades; TEA, transtorno do espectro autista.
Fonte: Gannon e Osser.[25]

manejo de irritabilidade, hiperatividade e estereotipias).[26] Contudo, não há medicamentos aprovados pela FDA para os sintomas-alvo do TEA, como déficits persistentes na comunicação e na interação social e padrões repetitivos restritos de comportamento, interesses e atividades.[25] É importante salientar que a agressividade pode ser simplesmente uma manifestação de comorbidades não detectadas, de origem clínica ou psiquiátrica.[27] Indivíduos com TEA têm alta prevalência de transtornos de humor e de ansiedade, transtorno obsessivo-compulsivo (TOC) e transtorno de déficit de atenção/hiperatividade (TDAH). Desde a publicação do *Manual Diagnóstico e Estatístico de Transtornos Mentais* – 5ª edição (DSM-5),[2] passou a se determinar (diferentemente das versões anteriores) que não haveria sintomatologia subordinada ao transtorno principal, mas transtornos mentais associados, levando ao aumento na descrição de TDAH (pelo déficit de atenção e agitação) e TOC (pelos comportamentos repetitivos e tendência à mesmice) comórbidos. Assim, tornou-se muito mais frequente diagnosticar o que antes era sintomatologia do TEA como uma entidade clínica distinta.[23] Isso justifica a sugestão de um inibidor seletivo de recaptação de serotonina como primeira opção na criação de um algoritmo de psicofarmacologia para TEA (associando os padrões restritos e repetitivos de comportamentos, interesses e atividades aos comportamentos compulsivos dos portadores de TOC; ver Fig. 9.1), ainda que os estudos com TEA em idades menores não demonstrem qualquer eficácia em sua aplicação.[28] Também é comum a utilização de psicofarmacoterapia para o manejo das comorbidades psiquiátricas e dos comportamentos considerados desafiadores.[29]

O quadro clínico do TEA é complexo, com muitos adultos apresentando condições concorrentes (como epilepsia, deficiência intelectual, outras condições psiquiátricas, distúrbios do sono e do comportamento), o que resulta no aumento do uso de medicamentos psicotrópicos e não psicotrópicos. Assim, até 81% da população com TEA toma ao menos um agente psicotrópico.[20,30] As altas taxas de intervenção psicofarmacológica no TEA assemelham-se às de adultos com deficiência intelectual e comportamentos desafiadores. Estes têm mais do que o dobro de probabilidade de receberem medicamentos antipsicóticos em comparação com aqueles sem comportamento desafiador.[31] Apesar das altas taxas de uso de psicofarmacologia em adultos com TEA, existem poucas opções com uma base estabelecida de evidências.[32]

Com base em ensaios clínicos controlados com placebo, apenas a risperidona[33] e a fluoxetina[34] se mostraram promissoras para reduzir, respectivamente, a irritabilidade e o comportamento repetitivo associado ao TEA em adultos.[35] A eficácia de todos os agentes restantes foi investigada apenas a partir de estudos de caso ou de pequenos ensaios clínicos abertos. Assim, a base de evidências para essas intervenções não pôde ser estabelecida.[32]

Dada a carência de evidências na abordagem psicofarmacológica do TEA, recomenda-se seguir as diretrizes da British Association for Psychopharmacology (BAP) para o tratamento de depressão,[36] ansiedade[37] e transtornos do sono[38] em adultos com TEA. Também são limitadas as evidências para orientar o tratamento da irritabilidade[33,34,39] e dos transtornos de tique[40] nessa população. Face à ausência de evidências com relação a quadros de TDAH, recomenda-se utilizar as diretrizes da BAP para a abordagem de TDAH.[41] Assim sendo, as diretrizes de melhores práticas§ devem ser aplicadas, incluindo a conexão de médicos de cuidados primários e comunitários a psiquiatras e psicólogos experientes em prescrever e fornecer orientação psicológica para adultos com TEA e TDAH (Quadro 9.1).

CONDIÇÕES NÃO PSIQUIÁTRICAS

Pouco se pesquisa sobre a saúde física de adultos com TEA. No entanto, uma recente revisão retrospectiva de registros de saúde (envolvendo 1.507 adultos com TEA e 15.070 adultos sem TEA) identificou que adultos com TEA apresentam taxas significativamente altas de problemas de saúde física (tais como distúrbios do sono, imunológicos e gastrintestinais, obesidade, hiperlipidemia, hipertensão, convulsões, acidentes vasculares cerebrais e doença de Parkinson).[42] Da mesma forma, encontra-se maior frequência de convulsões, hipertensão e alergias em amostras menores de adultos com TEA, juntamente com uma baixa frequência de infecções sexualmente transmissíveis, tabagismo e uso indevido de álcool.[43] É importante observar que adultos com TEA também apresentam os mesmos riscos de desenvolver algumas condições de saúde comuns (e tratáveis) que a população em geral – como hipotireoidismo, hiperlipidemia, constipação e incontinência urinária. Além disso, altas taxas de problemas de saúde foram identificadas entre jovens adultos com TEA (34% de obesidade, 31% de hiperlipidemia e 19% de hipertensão), o que os coloca em maior risco de desenvolver diabetes, doenças cardíacas e câncer mais tarde na vida.[44] Uma avaliação adequada de uma pessoa com TEA deve incluir sua história médica completa e um exame físico, considerando, também, associações genéticas mais frequentes como a síndrome velocardiofacial, a síndrome do X frágil e a esclerose tuberosa, por exemplo. Investigações médicas adicionais e contato com especialistas apropriados são recomendados quando oportuno (Quadro 9.2).

---

§ Recomendações para médicos sobre o cuidado a pacientes com condições específicas, com base nas melhores evidências de pesquisa disponíveis e em experiência prática.

QUADRO 9.1 — RECOMENDAÇÕES DO MAUDSLEY HOSPITAL NATIONAL AUTISM SERVICE PARA BOAS PRÁTICAS NA PRESCRIÇÃO A ADULTOS COM TRANSTORNO DO ESPECTRO AUTISTA

1. Inicie a medicação em doses baixas.
2. Gradualmente titule até a máxima eficácia do medicamento com monitoramento regular dos efeitos colaterais e da resposta individual aos objetivos da medicação (p. ex., utilização de escalas de avaliação de sintomas de TDAH, TOC ou transtornos do humor).
3. Monitore a saúde antes e durante o uso de medicamento, como apropriado (p. ex., revisão cardiológica se o paciente ou familiar apresentar história cardíaca antes de iniciar o uso de metilfenidato e monitoramento de peso e lipídeos séricos com antipsicóticos).
4. Pare qualquer medicamento não efetivo ou aversivo.
5. Discuta a medicação/busque a segunda opinião de um especialista, como indicado.
6. Evite polifarmácia.
7. Agende revisões planejadas, inclusive sobre a questão de interromper ou não a prescrição da medicação.

TDAH, transtorno de déficit de atenção/hiperatividade; TOC, transtorno obsessivo-compulsivo.
Fonte: Murphy e colaboradores.[23]

QUADRO 9.2 — RECOMENDAÇÕES DO MAUDSLEY HOSPITAL NATIONAL AUTISM SERVICE PARA INVESTIGAÇÕES MÉDICAS EM ADULTOS COM TRANSTORNO DO ESPECTRO AUTISTA

1. Genética: história de dismorfismos físicos; anomalias congênitas; problemas de saúde física associados (p. ex., cardíacos, metabólicos, esqueléticos e imunes); dificuldades de aprendizado ou história médica familiar.
2. Metabólica: história consistente com transtornos de ansiedade ou de humor; cãibras ou dores em membros (p. ex., níveis de cálcio e hormônios tireoidianos).
3. Hematológica: monitoramento da saúde com medicação psicotrópica, lipídeos e níveis séricos das medicações prescritas.
4. Cardíaca: eletrocardiograma/avaliação cardiológica previamente à introdução de estimulante se houver história pessoal ou familiar; aferição da pressão arterial para pacientes com prescrição de estimulantes; ecocardiograma para pacientes com síndrome velocardiofacial.
5. Neurológica: eletroencefalograma para possível epilepsia; ressonância magnética de encéfalo (se indicado).
6. Renal: ultrassonografia renal para todos os diagnosticados com síndrome velocardiofacial.
7. Imunológica: em caso de infecções recorrentes.

Fonte: Murphy e colaboradores.[23]

ADULTOS IDOSOS COM TRANSTORNO DO ESPECTRO AUTISTA

Pouco se pesquisa sobre a saúde mental e física de idosos com TEA.[45,46] Há evidências iniciais de taxas aumentadas de parkinsonismo (incluindo rigidez de tônus, bradicinesia, tremor de repouso e instabilidade postural) em adultos com mais de 49 anos.[47] Além disso, há evidências preliminares de um risco aumentado para doenças relacionadas à idade, com início precoce em portadores de transtornos do neurodesenvolvimento geneticamente determinados e associados ao TEA – como a instalação precoce de Alzheimer na síndrome de Down[48] – e, ainda, evidências preliminares de início precoce da doença de Parkinson na síndrome velocardiofacial.[49,50]

REFERÊNCIAS

1. Doyle AC. Um estudo em vermelho. São Paulo: Martin Claret; 2005.

2. American Psychiatric Association. Manual diagnóstico e estatístico de transtornos mentais: DSM-5. 5. ed. Porto Alegre: Artmed; 2014.

3. Willemsen-Swinkels SH, Buitelaar JK. The autistic spectrum: subgroups, boundaries, and treatment. Psychiatr Clin North Am. 2002;25(4):811-36.

4. Bryson SE, Rogers SJ, Fombonne E. Autism spectrum disorders: early detection, intervention, education, and psychopharmacological management. Can J Psychiatry. 2003;48(8):506-16.

5. Newschaffer CJ, Curran LK. Autism: an emerging public health problem. Public Health Rep. 2003;118(5):393-9.

6. Baio J, Wiggins L, Christensen DL, Maenner MJ, Daniels J, Warren Z, et al. Prevalence of Autism spectrum disorder among children aged 8 years – autism and developmental disabilities monitoring network, 11 sites, United States, 2014. MMWR Surveill Summ. 2018;67(6):1-23. Erratum in: MMWR Morb Mortal Wkly Rep. 2018;67(19):564. Erratum in: MMWR Morb Mortal Wkly Rep. 2018;67(45):1280.

7. Kuczynski E. Retardo mental: detecção precoce. Debates em Psiquiatria. 2014:6-11.

8. Konyushok M. Autism spectrum disorder in adult patients: clinical presentation and management. Eur J MedHealth Sci. 2020;2(4):1-4.

9. Courchesne E, Campbell K, Solso S. Brain growth across the life span in autism: age-specific changes in anatomical pathology. Brain Res. 2011;1380:138-45.

10. Smith LE, Greenberg JS, Mailick MR. Adults with autism: outcomes, family effects, and the multi-family group psychoeducation model. Curr Psychiatry Rep. 2012;14(6):732-8.

11. Howes OD, Rogdaki M, Findon JL, Wichers RH, Charman T, King BH, et al. Autism spectrum disorder: consensus guidelines on assessment, treatment and research from the British Association for Psychopharmacology. J Psychopharmacol. 2018;32(1):3-29.

12. Balfe M, Tantam D. A descriptive social and health profile of a community sample of adults and adolescents with Asperger syndrome. BMC Res Notes. 2010;3:300.

13. Royal College of Psychiatrists. The psychiatric management of autism in adults: college report CR 228. London: Academy of Medical Royal Colleges; 2020.

14. Sociedade Brasileira de Pediatria; Associação Brasileira de Psiquiatria. Uso do canabidiol na população pediátrica: documento científico. Rio de Janeiro: SBP; 2019.

15. Treat L, Chapman KE, Colborn KL, Knupp KG. Duration of use of oral cannabis extract in a cohort of pediatric epilepsy patients. Epilepsia. 2017;58(1):123-7.

16. Patel AD. Medical Marijuana in Pediatric Neurological Disorders. J Child Neurol. 2016;31(3):388-91.

17. Sandler A. Placebo effects in developmental disabilities: implications for research and practice. Ment Retard Dev Disabil Res Rev. 2005;11(2):164-70.

18. Sandler AD, Bodfish JW. Placebo effects in autism: lessons from secretin. J Dev Behav Pediatr. 2000;21(5):347-50.

19. Murray ML, Hsia Y, Glaser K, Simonoff E, Murphy DG, Asherson PJ, et al. Pharmacological treatments prescribed to people with autism spectrum disorder (ASD) in primary health care. Psychopharmacology (Berl). 2014;231(6):1011-21.

20. Esbensen AJ, Greenberg JS, Seltzer MM, Aman MG. A longitudinal investigation of psychotropic and non-psychotropic medication use among adolescents and adults with autism spectrum disorders. J Autism Dev Disord. 2009;39(9):1339-49.

21. Hsia Y, Wong AY, Murphy DG, Simonoff E, Buitelaar JK, Wong IC. Psychopharmacological prescriptions for people with autism spectrum disorder (ASD): a multinational study. Psychopharmacology (Berl). 2014;231(6):999-1009.

22. Wong AY, Hsia Y, Chan EW, Murphy DG, Simonoff E, Buitelaar JK, et al. The variation of psychopharmacological prescription rates for people with autism spectrum disorder (ASD) in 30 countries. Autism Res. 2014;7(5):543-54.

23. Murphy CM, Wilson CE, Robertson DM, Ecker C, Daly EM, Hammond N, et al. Autism spectrum disorder in adults: diagnosis, management, and health services development. Neuropsychiatr Dis Treat. 2016;12:1669-86.

24. Broadstock M, Doughty C, Eggleston M. Systematic review of the effectiveness of pharmacological treatments for adolescents and adults with autism spectrum disorder. Autism. 2007;11(4):335-48.

25. Gannon S, Osser DN. The psychopharmacology algorithm project at the Harvard South Shore Program: an algorithm for core symptoms of autism spectrum disorder in adults. Psychiatry Res. 2020;287:112900.

26. Siegel M, Beaulieu AA. Psychotropic medications in children with autism spectrum disorders: a systematic review and synthesis for evidence-based practice. J Autism Dev Disord. 2012;42(8):1592-605.

27. Calles Jr JJ. Psychopharmacology of autism spectrum disorder. Psychiatr Ann. 2019;49(3):120-4.

28. Kolevzon A, Mathewson KA, Hollander E. Selective serotonin reuptake inhibitors in autism: a review of efficacy and tolerability. J Clin Psychiatry. 2006;67(3):407-14.

29. Taylor DM, Barnes TR, Young AH. Prescribing guidelines in psychiatry. 13th ed. Chichester: Wiley-Blackwell; 2018.

30. Aman MG, Lam KS, Van Bourgondien ME. Medication patterns in patients with autism: temporal, regional, and demographic influences. J Child Adolesc Psychopharmacol. 2005;15(1):116-26.

31. Sheehan R, Hassiotis A, Walters K, Osborn D, Strydom A, Horsfall L. Mental illness, challenging behaviour, and psychotropic drug prescribing in people with intellectual disability: UK population based cohort study. BMJ. 2015;351:h4326.

32. Taylor LJ. Psychopharmacology intervention for adults with autism spectrum disorder: a systematic literature review. Res Autism Spectr Disord. 2016;25:58-75.

33. McDougle CJ, Holmes JP, Carlson DC, Pelton GH, Cohen DJ, Price LH. A double-blind, placebo-controlled study of risperidone in adults with autistic disorder and other pervasive developmental disorders. Arch Gen Psychiatry. 1998;55(7):633-41.

34. Hollander E, Soorya L, Chaplin W, Anagnostou E, Taylor BP, Ferretti CJ, et al. A double-blind placebo-controlled trial of fluoxetine for repetitive behaviors and global severity in adult autism spectrum disorders. Am J Psychiatry. 2012;169(3):292-9.

35. Williams K, Brignell A, Randall M, Silove N, Hazell P. Selective serotonin reuptake inhibitors (SSRIs) for autism spectrum disorders (ASD). Cochrane Database Syst Rev. 2013;(8):CD004677.

36. Cleare A, Pariante CM, Young AH, Anderson IM, Christmas D, Cowen PJ, et al. Evidence-based guidelines for treating depressive disorders with antidepressants: a revision of the 2008 British Association for Psychopharmacology guidelines. J Psychopharmacol. 2015;29(5):459-525.

37. Baldwin DS, Anderson IM, Nutt DJ, Allgulander C, Bandelow B, den Boer JA, et al. Evidence-based pharmacological treatment of anxiety disorders, post-traumatic stress disorder and obsessive-compulsive disorder: a revision of the 2005 guidelines from the British Association for Psychopharmacology. J Psychopharmacol. 2014;28(5):403-39.

38. Wilson SJ, Nutt DJ, Alford C, Argyropoulos SV, Baldwin DS, Bateson AN, et al. British Association for Psychopharmacology consensus statement on evidence-based treatment of insomnia, parasomnias and circadian rhythm disorders. J Psychopharmacol. 2010;24(11):1577-601.

39. McDougle CJ, Naylor ST, Cohen DJ, Volkmar FR, Heninger GR, Price LH. A double-blind, placebo-controlled study of fluvoxamine in adults with autistic disorder. Arch Gen Psychiatry. 1996;53(11):1001-8.

40. Whittington C, Pennant M, Kendall T, Glazebrook C, Trayner P, Groom M, et al. Practitioner Review: Treatments for Tourette syndrome in children and young people – a systematic review. J Child Psychol Psychiatry. 2016;57(9):988-1004.

41. Bolea-Alamañac B, Nutt DJ, Adamou M, Asherson P, Bazire S, Coghill D, et al. Evidence-based guidelines for the pharmacological management of attention deficit hyperactivity disorder: update on recommendations from the British Association for Psychopharmacology. J Psychopharmacol. 2014;28(3):179-203.

42. Croen LA, Zerbo O, Qian Y, Massolo ML, Rich S, Sidney S, et al. The health status of adults on the autism spectrum. Autism. 2015;19(7):814-23.

43. Fortuna RJ, Robinson L, Smith TH, Meccarello J, Bullen B, Nobis K, et al. Health conditions and functional status in adults with autism: a cross-sectional evaluation. J Gen Intern Med. 2016;31(1):77-84.

44. Tyler CV, Schramm SC, Karafa M, Tang AS, Jain AK. Chronic disease risks in young adults with autism spectrum disorder: forewarned is forearmed. Am J Intellect Dev Disabil. 2011;116(5):371-80.

45. Piven J, Rabins P; Autism-in-Older Adults Working Group. Autism spectrum disorders in older adults: toward defining a research agenda. J Am Geriatr Soc. 2011;59(11):2151-5.

46. Happé F, Charlton RA. Aging in autism spectrum disorders: a mini-review. Gerontology. 2012;58(1):70-8.

47. Starkstein S, Gellar S, Parlier M, Payne L, Piven J. High rates of parkinsonism in adults with autism. J Neurodev Disord. 2015;7(1):29.

48. Coppus A, Evenhuis H, Verberne GJ, Visser F, van Gool P, Eikelenboom P, et al. Dementia and mortality in persons with Down's syndrome. J Intellect Disabil Res. 2006;50(Pt 10):768-77.

49. Booij J, van Amelsvoort T, Boot E. Co-occurrence of early-onset Parkinson disease and 22q11.2 deletion syndrome: potential role for dopamine transporter imaging. Am J Med Genet A. 2010;152A(11):2937-8.

50. Butcher NJ, Kiehl TR, Hazrati LN, Chow EW, Rogaeva E, Lang AE, et al. Association between early-onset Parkinson disease and 22q11.2 deletion syndrome: identification of a novel genetic form of Parkinson disease and its clinical implications. JAMA Neurol. 2013;70(11):1359-66.

TERAPÊUTICA COMPORTAMENTAL PARA O ADULTO COM AUTISMO 10

GIOVANA ESCOBAL
CELSO GOYOS

PONTOS-CHAVE

- A Análise do Comportamento – modo de se estudar o objeto da psicologia – utiliza RIGOROSA metodologia científica e é sustentada pela Análise Experimental do Comportamento, pela Análise do Comportamento Aplicada e pelo Behaviorismo Radical.

- A ABA (SIGLA para *Applied Behavior Analysis*) constitui-se em uma ciência direcionada ao tratamento dos comportamentos socialmente relevantes.

- Intervenções em ABA são realizadas para ensinar comportamentos funcionais e diminuir comportamentos disfuncionais. Tais intervenções se ocupam de todos os domínios de habilidades.

- Tratamentos intensivos com base em ABA, quando colocados em prática – por profissionais devidamente capacitados – o mais precocemente possível e por um longo período de tempo, permitem que crianças autistas se desenvolvam e apresentem resposta significativa em testes cognitivos padronizados, na linguagem, nas áreas de comportamentos adaptativos e em habilidades acadêmicas. Esses avanços podem perdurar por um longo período de tempo.

À medida que os índices da prevalência do transtorno do espectro autista (TEA) – ou autismo – aumentam, aumenta também o número de estratégias e métodos terapêuticos. Alguns deles já possuem sólidas evidências científicas; outros, contam com alguma evidência, mas carecem de maiores investigações. Outros, ainda, não têm nenhuma evidência, e há, até mesmo, uma parcela de opções prejudiciais. Essa profusão na oferta de tratamentos gera confusão e, em razão disso, graves riscos ao tratamento podem ser produzidos devido a encaminhamentos inadequados por parte de profissionais da saúde, agentes da justiça e pais, afetando drasticamente o atendimento da população acometida pela condição do TEA.

Dentre as estratégias comportamentais que mais se destacam pelo conjunto favorável de evidências científicas no tratamento do autismo, encontra-se a Análise do Comportamento Aplicada, popularmente conhecida como ABA (sigla para *Applied Behavior Analysis*). A ciência ABA tem como origem direta os trabalhos de B. F. Skinner, inicialmente publicados em 1938, no livro *The behavior of organisms*, em 1938.[1] Skinner, por sua vez, foi influenciado pelos trabalhos filosóficos de Francis Bacon (1561-1626), René Descartes e Darwin (*A origem das espécies*, 1859),[2] por reflexologistas russos como Sechenov (1863),[3] Ernst Mach (*Ciência da mecânica*, 1883)[4] e Loeb (*O organismo como um todo*, 1916),[5] por associacionistas britânicos, por Russell (1927)[6] e outros da escola funcional estadunidense (Edward Titchener, William James, Edward Thorndike, John Dewey, James Angell, John B. Watson, Edwin Guthrie, Edward Tolman e Clark Hull).[7]

Em *The behavior of organisms*, livro publicado em 1938, Skinner estabelece as bases para o desenvolvimento de uma ciência experimental, uma ciência aplicada e uma filosofia em que o foco principal é a interação do comportamento com o meio ambiente. Essa obra influenciou diretamente outra obra importante, *Princípios de psicologia*, de Keller e Schoenfeld (1950),[8] que, por sua vez, foram também influenciados pelos trabalhos de Watson (1913)[9] e Pavlov, e que influenciou toda uma geração de analistas do comportamento brasileiros. A partir da obra inicial de Skinner – que ainda inclui *Ciência e comportamento humano* (1953),[10] *Comportamento verbal* (1957),[11] *Schedules of reinforcement* (1957)[12] e *Cumulative record* (1958; 1999, edição definitiva)[13] – também surgiram outros importantes desenvolvimentos, tais como o lançamento do primeiro periódico científico especializado, o *Journal of the Experimental Analysis of Behavior* (JEAB), em 1958; os livros *Táticas da pesquisa científica* (1960),[14] *Estudos de caso em modificação do comportamento* (1965)[15] e *Controle do comportamento humano* (1966);[16] e o artigo seminal "A enfermeira psiquiátrica como engenheira comportamental" (1959),[17] considerado por muitos como a primeira publicação em ABA. A partir desse momento, inúmeros outros cientistas apresentaram importantes contribuições na divulgação, interpretação e refinamento dos trabalhos de Skinner ou mesmo contribuições originais (p. ex., Sidman;[18] Horne e Lowe;[19] Hayes e colaboradores).[20]

A Análise do Comportamento foi introduzida no Brasil em 1961 por Fred S. Keller, um dos autores do livro *Princípios de psicologia*,[8] na Universidade de São Paulo – o que tornou o país um centro expressivo na produção de conhecimento sobre a área. Para um relato minucioso e preciso sobre a história da Análise do Comportamento no Brasil, consulte Todorov e Hanna[21] e Matos.[22] A Análise do Comportamento é uma maneira de estudar o objeto da psicologia que utiliza rigorosa metodologia científica e é sustentada pelo tripé composto por Análise Experimental do Comportamento, Análise do Comportamento Aplicada e Behaviorismo radical, que é uma filosofia dessa ciência e se preocupa com o tema e os métodos da psicologia.[21]

A ABA não se restringe ao autismo, mas reúne todo o conhecimento acumulado, ao longo de oito décadas, pelas três áreas da ciência da Análise do Comportamento. No autismo, a Análise do Comportamento Aplicada (conforme o próprio nome já indica) é direcionada especificamente ao tratamento dos comportamentos que afetam o transtorno. Os princípios básicos de Análise do Comportamento,[23] quando diretamente aplicados a indivíduos com autismo, revelam que tratamentos intensivos com base em ABA, quando colocados em prática o mais precocemente possível, ao longo de um extenso período de tempo e por profissionais devidamente capacitados, permitem que crianças autistas se desenvolvam de forma significativa em testes cognitivos padronizados, na linguagem, nas áreas de comportamentos adaptativos e em habilidades acadêmicas.[24-32] Além disso, permitem que tais avanços possam se manter por um longo período de tempo.[33]

Cientistas em geral concordam que o TEA seja, possivelmente, um transtorno do neurodesenvolvimento, mas que os tratamentos mais eficazes, que são comportamentais de origem, na teoria e na prática se dão por meio de intervenções clínicas e educativas.[34]

Escobal e colaboradores[32] referem um artigo seminal do pesquisador O. Ivan Lovaas,[28] que realizou um estudo cujo objetivo foi o de comparar a eficácia de dois tipos de intervenção para crianças com autismo:

> Após avaliações iniciais de linha de base, o grupo experimental recebeu 40 horas de tratamento individualizado por semana, e outro grupo de crianças recebeu o tratamento-controle com 10 horas ou menos de tratamento individualizado por semana, do mesmo tipo recebido pelas crianças do grupo experimental. Em seguida foram realizadas medidas pós-tratamento. Os resultados mostraram que as medidas de linha de base não apresentaram diferenças signi-

ficativas entre os participantes dos dois grupos. Nas medidas de pós-tratamento, 47% dos participantes do grupo experimental se desempenharam significativamente melhor que os do grupo-controle, com participantes do grupo experimental atingindo níveis de funcionamento educacional e intelectual considerados como normais em comparação com somente 2% dos participantes do grupo-controle. Este estudo foi o primeiro a comparar diferentes condições de tratamento recebidos por crianças autistas e deu início a uma série de outros artigos de replicação sistemática[35-44] e que apresentaram resultados consistentes com o de Lovaas.[28]

Conforme ainda relatado por Escobal e colaboradores,[32] a robustez do tratamento embasado em ABA para pessoas autistas foi reforçada por Howard e colaboradores,[35] que compararam os efeitos de três tipos de tratamento em crianças com TEA em idade pré-escolar. Nesse estudo, 29 crianças (grupo experimental) receberam intervenção comportamental intensiva (ICI) na razão de um adulto para uma criança, de 25 a 40 horas por semana. O primeiro grupo de comparação foi constituído por 16 crianças participantes de programas de Educação Especial, que receberam tratamento "eclético" (uma combinação de TEACCH [*Treatment and Education of Autistic and related Communications Handicapped Children*],[24] terapia de integração sensorial e algumas técnicas de ABA) na razão de um ou dois adultos para uma criança, durante 30 horas por semana. O segundo grupo de comparação, constituído por 16 crianças, recebeu uma combinação de métodos por meio de atendimento em pequenos grupos, 15 horas por semana. Realizou-se uma distribuição balanceada das crianças entre os grupos para variáveis importantes. Testes padronizados foram aplicados por avaliadores independentes a todas as crianças, tanto no início do tratamento como após 14 meses do início. Com eles, foram avaliadas suas habilidades de cognição, de linguagem e de adaptação. Ao final, o grupo experimental apresentou resultados significativamente mais elevados em todos os parâmetros quando comparado com os grupos-controle, exceto em habilidades motoras. Outra constatação muito importante foi a de que nenhuma diferença significativa foi observada entre os dois grupos-controle. Os autores concluíram que os resultados obtidos são consistentes com as outras pesquisas, que mostraram que o tratamento experimental é consideravelmente mais eficaz do que o tratamento "eclético". Em outras palavras, o conjunto de tratamento comportamental conhecido como ABA produz melhores resultados se for aplicado entre 25 e 40 horas semanais.[28] Em um novo estudo que deu continuidade ao processo de validação dos efeitos estratégicos comportamentais baseados em ABA, Howard e colaboradores[35] especificaram características importantes, de fato *sine qua non*, a serem seguidas para se produzir intervenções genuínas e efetivas. Conforme sumarizado por Escobal e colaboradores,[32] essas características são:[36, 45, 46]

- Intervenção individualizada e ampla que aborda todos os domínios de habilidades.
- Uso de múltiplos procedimentos (não apenas procedimentos de tentativa discreta ou técnicas "naturalísticas") para construir novos repertórios e reduzir comportamentos que interferem na aquisição de habilidades e no funcionamento eficaz.
- Direção e supervisão de um ou mais profissionais com treinamento avançado em ABA e experiência com crianças pequenas com autismo.
- Confiança em sequências de desenvolvimento típicas para orientar a seleção dos objetivos do tratamento.
- Pais e outros indivíduos treinados por analistas do comportamento para atuar como coterapeutas ativos.
- Intervenção que é inicialmente individual, passando gradualmente para um formato de grupo.
- Intervenção que geralmente começa em residências ou centros de tratamento especializados, mas também é realizada em outros ambientes, com transições graduais e sistemáticas para escolas regulares quando as crianças desenvolvem as habilidades necessárias para aprender nesses ambientes.
- Intervenção planejada e estruturada fornecida para um mínimo de 20-30 horas por semana com horas adicionais de intervenção informal fornecidas durante a maioria das outras horas de vigília, durante todo o ano.
- Intervenção intensiva começando nos anos pré-escolares e continuando por pelo menos 2 anos.

Muitos pesquisadores sugerem que, para atingir os melhores resultados possíveis, as crianças com autismo devem começar o tratamento comportamental intensivo o mais precocemente possível, de preferência antes dos 4 anos de idade[47] e, se possível, assim que os primeiros sinais surgirem. Essa recomendação é fundamental quando inserida em um contexto que atribui maior importância à recuperação do curso do desenvolvimento típico do organismo por si só. Como resultado das pesquisas, ao serem comparados com pares de mesma idade, os atrasos são menores quando o tratamento ABA é iniciado o mais cedo possível[31,48] – o que é consistente com vários outros tipos de tratamentos na área da saúde.

Um outro conjunto de evidências que emprestou robustez ao conjunto de estratégias comportamentais conhecido como ABA, quando aplicadas ao autismo, foi oferecido por Fenske e colaboradores.[49] Assim como sintetizado em Escobal e colaboradores,[32] os autores compararam os resultados de nove crianças com autismo que iniciaram o tratamento comportamental antes dos 5 anos de idade aos resultados de nove crianças que ingressaram no mesmo programa após os 5 anos de idade.

Apontou-se que o início precoce do tratamento pode ser importante. Harris e Handleman[50] também constataram essa importância. Os autores descobriram que crianças que começaram o tratamento antes dos 4 anos de idade obtiveram ganhos maiores do que as que começaram o tratamento após essa idade. Em apoio a esses achados, Lovaas e Smith[51] observaram que as crianças mais velhas apresentaram resultados piores que as mais novas. Embora ainda haja necessidade desta questão ser mais bem equacionada por estudos experimentais, continua havendo um entendimento comum sobre a obtenção de melhores resultados quando o tratamento é introduzido precocemente, ao se comparar com o mesmo tipo de tratamento quando realizado em crianças mais velhas. Portanto, torna-se imprescindível que se introduza como política preventiva de prejuízos comportamentais o tratamento às crianças autistas o mais cedo possível.

Muitas crianças autistas não têm a oportunidade de iniciar um tratamento comportamental intensivo antes da idade de 4 anos. Várias são as razões para isso, a despeito das evidências científicas em suporte ao início precoce e intensivo do tratamento baseado em princípios comportamentais. Em primeiro lugar, há a questão do diagnóstico tardio. Algumas crianças só recebem um diagnóstico de autismo depois de passar dessa idade.[52] Na fase adulta da vida, por não terem tido a oportunidade de receber um tratamento comportamental precoce e intensivo, muitos défices comportamentais e comportamentos disruptivos podem ser acumulados, transformando-se em importantes barreiras para a inclusão social desses indivíduos. No Brasil, como também em outros países (p. ex., no Reino Unido),[53] a pessoa autista é, em geral e com grande frequência, diagnosticada tardiamente. Dentre outras barreiras encontradas, considera-se o desconhecimento a respeito do tratamento capaz de produzir os melhores resultados, tanto por parte dos profissionais responsáveis pelo diagnóstico como por parte dos pais e responsáveis, dos provedores de planos de saúde e dos profissionais que atendem essa população. É bastante comum os profissionais encaminharem a criança para tratamentos "ecléticos" – conforme especificado anteriormente por Howard e colaboradores.[35] As pesquisas científicas demonstram, no entanto, que esse tipo comum de tratamento não é o mais eficaz para crianças com autismo. Como resultado, a criança não é encaminhada para tratamento ABA, não recebe a intensidade do tratamento na medida correta para o seu caso, seu tratamento não é oferecido por profissionais devidamente qualificados (ou não recebe a supervisão destes) e/ou a duração do tratamento é insuficiente. Além disso, pais relatam que, no momento do diagnóstico, os profissionais muitas vezes os desencorajam a obter tratamento comportamental intensivo para seus filhos.[54] Em outros casos, os pais, por si próprios ou por falta de informações relevantes, procuram "soluções milagrosas" para seus filhos. Em inúmeros casos, pais e profissionais identificam o melhor encaminhamento, já tardiamente, muitos meses após terem dado início a tratamentos inadequados, e muitos pais, ainda, nunca têm a oportunidade de chegar a identificar o melhor tratamento.[55,56]

Adicionalmente, essa pessoa pode ainda se desenvolver em um contexto de limites econômicos e sociais significativos, o que aumenta ainda mais a complexidade da situação.[55,56] Recursos limitados podem, por exemplo, resultar em longas listas de espera para tratamento comportamental.[31]

Frente às vicissitudes, muitos indivíduos com autismo procuram atendimento quando adultos, sem nunca terem tido um tratamento apropriado anteriormente. Esse perfil limita de forma drástica o prognóstico do tratamento para esses indivíduos. Os princípios de análise do comportamento que regem o tratamento na infância são os mesmos que regem o tratamento na adolescência e na fase adulta. De fundamental importância é o repertório diferenciado da pessoa, os objetivos individualizados e o nível de suporte disponível para ela. De maneira geral, o repertório comportamental do adulto que não recebeu tratamento adequado ao longo da vida é extremamente restrito. Dentro desse mesmo repertório, há ainda um número grande de comportamentos inadequados, em comparação aos comportamentos adequados. Esses comportamentos inadequados foram submetidos a uma longa e complexa história de condicionamento, o que irá implicar inúmeras dificuldades (de procedimento, tempo de aplicação e suporte) para controlá-los. Além disso, o tratamento do adulto envolve, em grande parte, objetivos completamente diferentes dos do tratamento infantil, e implica diversos pré-requisitos que deveriam ter sido aprendidos antes. Por todos esses prejuízos comportamentais, a vida do adulto sem qualquer história de tratamento eficaz pode se reduzir à aprendizagem desses pré-requisitos, tornando os objetivos gerais da vida adulta (tais como trabalho e independência) apenas parcialmente atingidos, ou cada vez mais distantes, ou até mesmo inatingíveis em casos extremos.

Crianças que receberam o melhor tratamento podem apresentar desempenhos satisfatórios na escola e além dela. Essas crianças podem ter bons prognósticos para a vida adulta. O tratamento comportamental para a vida adulta depende, portanto, da qualidade do tratamento aplicado na infância. Quanto mais precocemente o diagnóstico de autismo for atingido, quanto mais cedo a criança receber o tratamento mais indicado – por profissionais devidamente capacitados, na intensidade mais recomendada pelas pesquisas, e não por restrições impostas por terceiros – e quanto maior for o período de tratamento, melhores serão os resultados e prognósticos para a vida adulta. Tem sido muito comum famílias com adolescentes e adultos com autismo procurarem serviços de atendimento especializado, sem terem recebido os serviços mais adequados na infância. Caso seja perdida a precocidade do tratamento, deve-se investir na intensidade dele.

No Brasil, o foco ainda é muito maior nas crianças pequenas, mas temos muitos jovens, adolescentes e adultos desassistidos que também precisariam de serviços de qualidade. A vida independente deveria ser um dos maiores objetivos da programação de ensino de um indivíduo com autismo, contemplando, também, um plano de transição da infância para a vida adulta. Muitos desses jovens, adolescentes e adultos são ainda tutelados pelos pais e não têm os pré-requisitos importantes para faculdade, trabalho, vida independente, etc. No Reino Unido, por exemplo, a Sociedade Nacional do Autismo realizou uma pesquisa com os pais de 1.200 adultos com autismo. A pesquisa apontou que pessoas com autismo ou síndrome de Asperger estão entre as mais vulneráveis e socialmente excluídas. Apenas 53% desses adultos tiveram um plano de transição da escola para o trabalho e apenas 3% viviam independentemente.[53]

É fundamental, como parte do melhor tratamento, o envolvimento da escola, da família (e familiares) e da comunidade onde a criança vive; tudo isso deve fazer parte do plano de ensino individualizado para aquela criança ou jovem autista. Tornar essa população produtiva, independente e feliz, assim como profissionais mais aptos para a sua formação, é algo que requer muitos esforços. O que se pode observar sistematicamente é que os profissionais, muitas vezes, não têm qualificação necessária para avaliar, construir um programa de ensino baseado em tais avaliações – que identificam comportamentos fundamentais a serem ensinados, como a linguagem falada e escrita, e comportamentos inadequados e disfuncionais a serem eliminados –, adaptar o currículo, realizar o manejo comportamental, elaborar e acompanhar o desenvolvimento de um plano individual de ensino, etc. Com a ABA, as crianças aprendem primeiro os comportamentos pivotais, fundamentais para a aprendizagem de comportamentos mais complexos, tais como desenvolvimento da fala, habilidades acadêmicas, habilidades de vida independente, habilidades sociais, habilidades para o trabalho, entre outras.[57]

Apesar de todas essas recomendações, elas consistem em projeções sobre como um tratamento adequado na infância pode refletir na formação do adulto autista. Por essa razão, e pelo emprego do tratamento baseado em ABA poder ser considerado ainda em sua fase inicial, em escala reduzida, e não necessariamente com a devida fidedignidade, pesquisas longitudinais nessa área são necessárias para que possamos estabelecer relações funcionais seguras entre o tratamento recebido na infância e os resultados na vida adulta.

Um autista inserido em ambiente escolar, de trabalho ou em qualquer outro contexto social, de maneira adequada e com os apoios necessários, traz benefícios não somente para ele, mas para todos ao redor e para a sociedade de maneira geral. Com essa inclusão, podemos formar seres humanos melhores e mais empáticos; podemos ensinar cooperação, tolerância e outros comportamentos sociais relevantes para a nossa própria cultura.

GLOSSÁRIO

ABA: Análise do Comportamento Aplicada. É um dos braços da ciência conhecida como Análise do Comportamento que se dedica a aplicações socialmente relevantes.[58]

EIBI: Early and Intensive Behavioral Intervention. É um conjunto de intervenções comportamentais baseado em evidências, que usa princípios e procedimentos da Análise do Comportamento Aplicada para ensinar comportamentos adaptativos a crianças com TEA.[58]

Antecedente: estímulo ou evento que precede algum outro evento ou contingência; por exemplo, um estímulo discriminativo em uma contingência de três termos é um tipo de antecedente.[59]

Comportamento operante: comportamento que opera sobre o meio ambiente e pode ser modificado por suas consequências sobre ele.[59]

Comportamento: qualquer coisa que um organismo faça.[59] A definição, dessa maneira, é muito inclusiva, mas pode facilmente ser muito mais restrita. Por exemplo, mudanças na atenção não precisam envolver um movimento do olho, mas qualificam-se como comportamento. A palavra geralmente é empregada como um substituto para respostas (p. ex., um comportamento, vários comportamentos), mas este texto adere ao uso coloquial em que o comportamento é um termo coletivo (como em tipos de comportamento).[59]

Consequência: evento produzido por algum outro evento; especialmente, em contextos operantes, um evento produzido por uma resposta (p. ex., apresentação ou remoção de estímulo, uma mudança nas contingências ou qualquer outra mudança ambiental).[59]

Contingência, tríplice contingência ou contingência tríplice: é a maneira de o analista do comportamento observar e descrever um comportamento. Diante de um contexto (estímulo discriminativo), o organismo se comporta e tem consequências. É, portanto, a relação entre o comportamento e o ambiente.[59]

REFERÊNCIAS

1. Skinner BF. The behavior of organisms: an experimental analysis. New York: Appleton-Century-Crofs; 1938.

2. Darwin C. On the origin of species by means of natural selection, or the preservation of favoured races in the struggle for life. New York: D Appleton; 1859.

3. Volgyesi F. [Sechenov's the reflexes of the brain (1863)]. Orv Hetil. 1963;104:1381-2.

4. Mack E. The Science of Mechanics: a critical and historical account of its development. Chicago: Open Court; 1983.

5. Loeb J. The organism as a whole: from a psychochemical viewpoint. New York: Putnam; 1916.

6. Russell B. Philosophy. New York: WW Norton; 1927.

7. Michael JL. Concepts and principles of behavior analysis. Kalamazoo: Association for Behavior Analysis International; 2004.

8. Keller FS, Schoenfeld WN. Principles of psychology: a systematic text in the science of behavior. New York: Appleton-Century-Crofts; 1950.

9. Watson JB. Psychology as the behaviorist views it. Psychol Rev. 1913;20(2):158-77.

10. Skinner BF. Science and human behavior. New York: Macmillan; 1953.

11. Skinner BF. Verbal behavior. New York: Appleton-Century-Crofts; 1957.

12. Ferster CB, Skinner BF. Schedules of reinforcement. New York: Appleton-Century-Crofts; 1957.

13. Skinner BF. Cumulative record. Cambridge: BF Skinner Foundation; 1999.

14. Sidman M. Tactics of scientific research: evaluating experimental data in psychology. New York: Basic Books; 1960.

15. Ullman L, Krasner L. Case studies in behavior modification. New York: Holt, Rinehart & Winston; 1965.

16. Ulrich R, Stachnik T, Mabry J, Organizers. Control of human behavior. Northbrook: Scott, Foresman; 1966.

17. Ayllon T, Michael J. The psychiatric nurse as a behavioral engineer. J Exp Anal Behav. 1959;2(4):323-34.

18. Sidman M. Equivalence relations and behavior: a research story. Boston: Authors Cooperative; 1994.

19. Horne PJ, Lowe CF. On the origins of naming and other symbolic behavior. J Exp Anal Behav. 1996;65(1):185-241.

20. Hayes SC, Barnes-Holmes D, Roche B, editors. Relational frame theory: a post-Skinnerian account of human language and cognition. New York: Kluwer, Academic/Plenum Publishers; 2001.

21. Todorov JC, Hanna ES. Análise do comportamento no Brasil. Psic Teor e Pesq. 2010;26(Esp):143-53.

22. Matos MA. Contingências para a análise comportamental no Brasil. Psicol USP. 1998;9(1):89-100.

23. Cooper JO, Heron TE, Heward WL. Applied behavior analysis. 2nd. ed. New York: Pearson; 2007.

24. Anderson S, Avery D, DiPietro E, Edwards G, Christian W. Intensive home-based early intervention with autistic children. Educ Treat Children. 1987;10(4):352-66.

25. Birnbrauer JS, Leach DJ. The murdoch early intervention program after 2 years. Behav Change. 1993;10(2):63-74.

26. Harris SL, Handleman JS, Gordon R, Kristoff B, Fuentes F. Changes in cognitive and language functioning of preschool children with autism. J Autism Dev Disord. 1991;21(3):281-90.

27. Hoyson M, Jamieson B, Strain PS. Individualized Group Instruction of normally developing and autistic-like children: the LEAP curriculum model. J Division Early Child. 1984;8(2):157-72.

28. Lovaas OI. Behavioral treatment and normal educational and intellectual functioning in young autistic children. J Consult Clin Psychol. 1987;55(1):3-9.

29. McEachin JJ, Smith T, Lovaas OI. Long-term outcome for children with autism who received early intensive behavioral treatment. Am J Ment Retard. 1993;97(4):359-72; discussion 373-91.

30. Smith T, Eikeseth S, Klevstrand M, Lovaas OI. Intensive behavioral treatment for preschoolers with severe mental retardation and pervasive developmental disorder. Am J Ment Retard. 1997;102(3):238-49.

31. Eikeseth S, Smith T, Jahr E, Eldevik S. Intensive behavioral treatment at school for 4- to 7-year-old children with autism. A 1-year comparison controlled study. Behav Modif. 2002;26(1):49-68.

32. Escobal G, Fidelis D, Goyos C. Estimulação de bebês. In: Assumpção Jr FB, Kuczynski E, Assumpção TM, editores. Tratado de psiquiatria da infância e da adolescência. 4. ed. Rio de Janeiro: Atheneu; 2022.

33. Smith DP, Hayward DW, Gale CM, Eikeseth S, Klintwall L. Treatment gains from early and intensive behavioral intervention (EIBI) are maintained 10 years later. Behav Modif. 2021;45(4):581-601.

34. National Research Council. Educating children with autism. Washington: National Academy; 2001.

35. Howard JS, Sparkman CR, Cohen HG, Green G, Stanislaw H. A comparison of intensive behavior analytic and eclectic treatments for young children with autism. Res Dev Disabil. 2005;26(4):359-83.

36. Howard JS, Stanislaw H, Green G, Sparkman CR, Cohen HG. Comparison of behavior analytic and eclectic early interventions for young children with autism after three years. Res Dev Disabil. 2014;35(12):3326-44.

37. Cohen H, Amerine-Dickens M, Smith T. Early intensive behavioral treatment: replication of the UCLA model in a community setting. J Dev Behav Pediatr. 2006;27(2 Suppl):S145-55.

38. Eikeseth S, Smith T, Jahr E, Eldevik S. Outcome for children with autism who began intensive behavioral treatment between ages 4 and 7: a comparison controlled study. Behav Modif. 2007;31(3):264-78.

39. Eldevik S, Hastings RP, Hughes JC, Jahr E, Eikeseth S, Cross S. Meta-analysis of early intensive behavioral intervention for children with autism. J Clin Child Adolesc Psychol. 2009;38(3):439-50.

40. Eldevik S, Eikeseth S, Jahr E, Smith T. Effects of low-intensity behavioral treatment for children with autism and mental retardation. J Autism Dev Disord. 2006;36(2):211-24.

41. Sallows GO, Graupner TD. Intensive behavioral treatment for children with autism: four-year outcome and predictors. Am J Ment Retard. 2005;110(6):417-38.

42. Smith T, Groen AD, Wynn JW. Randomized trial of intensive early intervention for children with pervasive developmental disorder. Am J Ment Retard. 2000;105(4):269-85.

43. Remington B, Hastings RP, Kovshoff H, degli Espinosa F, Jahr E, Brown T, et al. Early intensive behavioral intervention: outcomes for children with autism and their parents after two years. Am J Ment Retard. 2007;112(6):418-38.

44. Zachor DA, Ben-Itzchak E, Rabinovich A, Lahat E. Change in autism core symptoms with intervention. Res Autism Spectr Disord. 2007;1:304-7.

45. Green G, Brennan LC, Fein D. Intensive behavioral treatment for a toddler at high risk for autism. Behav Modif. 2002;26(1):69-102.

46. Eldevik S, Hastings RP, Hughes JC, Jahr E, Eikeseth S, Cross S. Using participant data to extend the evidence base for intensive behavioral intervention for children with autism. Am J Intellect Dev Disabil. 2010;115(5):381-405.

47. Green G. Early behavioral intervention for autism: what does research tell us? In: Maurice C, Green G, Luce SC, editors. Behavioral intervention for young children with autism: a manual for parents and professionals. Austin: Pro-Ed; 1996. p. 29-44.

48. Borman SH, Fletcher JM, editors. The changing nervous system: Neurobehavioral consequences of early brain disorders. New York: Oxford University; 1999.

49. Fenske EC, Zalenski S, Krantz PJ, McClannahan LE. Age at intervention and treatment outcome for autistic children in a comprehensive intervention program. Anal Inter Dev Disabil. 1985;5(1-2):49-58.

50. Harris SL, Handleman JS. Age and IQ at intake as predictors of placement for young children with autism: a four- to six-year follow-up. J Autism Dev Disord. 2000;30(2):137-42.

51. Lovaas OI, Smith T. Intensive behavioral treatment for young autistic children. In: National Autism Center. National standards report. Massachusetts: National Autism Center; 2009. p. 210-20.

52. Howling P, Moore A. Diagnosis in autism: a survey of over 1200 patients in the UK. Autism: Int J Res Pract. 1997;1(2):135-62.

53. Barnard J, Harvey V, Potter D, Prior A. Ignored or ineligible? The reality for adults with autism spectrum disorders. London: The National Autistic Society; 2001.

54. Maurice C. Let me hear your voice: a family's triumph over autism. New York: Ballantine; 1993.

55. Araújo EAC, Escobal G, Goyos ACN. Programa de suporte comunitário: alternativa para o trabalho do adulto deficiente intelectual. Rev Bras Educ Espec. 2006;12(2):221-40.

56. Escobal G, Goyos ACN. Trabalho de indivíduos com atraso no desenvolvimento intelectual: contribuições da análise do comportamento aplicada (ABA) e processos de tomada de decisão. São Carlos: EDUFSCar; 2015.

57. Goyos C. ABA: ensino da fala para pessoas com autismo. São Paulo: Edicon; 2018.

58. Klintwall L, Eikeseth S. Early and intensive behavioral intervention (EIBI) in autism. In: Patel V, Preedy V, Martin C, editors. Comprehensive guide to autism. New York: Springer; 2014. p. 117-37.

59. Catania AC. Aprendizagem: comportamento, linguagem e cognição. 4. ed. Porto Alegre: Artmed; 1999.

FAMÍLIA E AUTISMO

11

PATRÍCIA LORENA GONÇALVES

PONTOS-CHAVE

- Os sintomas brandos do autismo, observados em pais de crianças diagnosticadas, recebem a denominação de fenótipo ampliado do autismo.
- A taxa de depressão em pais de crianças diagnosticadas com autismo é três vezes maior do que a de pais de crianças com outras deficiências, como a síndrome de Down.
- A taxa de separação e divórcio de pais com crianças com autismo gira em torno de 25%.
- Embora a taxa de separação e divórcio de pais de crianças com autismo seja considerada baixa, é possível vislumbrar, nesses casais, inúmeras insatisfações conjugais e problemas de relacionamento.

O "real nascimento" da criança com autismo configura, na maioria das vezes, um momento em que sentimentos ambíguos são originados nos genitores por duas premissas que se contrapõem: de um lado, um trauma na concepção equivocada de que o desenvolvimento do filho caminhava de maneira normal e, de outro, o fim de uma busca incansável por um nome que lhes definisse o conjunto de comportamentos peculiares do filho – os quais desencadearam esta jornada de conhecimento.

A expressão "real nascimento" se dá pela trajetória de vivência dos pais de crianças com autismo, que vai desde a gestação até a confirmação do diagnóstico. Quando se recebe a notícia da gestação de um filho (para alguns genitores, planejada; para outros, nem tanto), as principais expectativas dos pais giram em torno do nascimento de uma criança saudável, que apresente as melhores características de adaptação ao meio: inteligência, capacidade motora, capacidade de se relacionar, competência linguística, sistema orgânico perfeito, aparelho psicológico intacto.

Provavelmente, tais preocupações estão circunscritas nas expectativas do *Homo sapiens* há mais de dez mil anos, desde o marco evolutivo de caminhar com a coluna ereta. Harari[1] afirma que as mulheres pagaram um preço alto ao caminhar dessa forma, uma vez que houve a necessidade do estreitamento de seus quadris, dificultando-lhes o parto. Dessa forma, aquelas que davam à luz precocemente conseguiam escapar da morte por intercorrências no parto. No entanto, o filhote humano tendeu a nascer cada vez mais incompleto, diferentemente de outros animais, que, minutos depois do nascimento, já conseguem exercer a maioria das habilidades que utilizarão para a própria sobrevivência na idade adulta.

A fase de incompletude do *Homo sapiens* (do nascimento até muitos anos depois) deu origem ao desenvolvimento de competências sociais nunca vistas em outro organismo da natureza, pois, para dar conta da criação do filhote humano, até uma tribo inteira precisava ser recrutada. Assim, pela dificuldade de a mãe oferecer, sozinha, as condições de desenvolvimento e de crescimento de um filhote tão vulnerável, cada vez mais ela passou a precisar de sistemas de suporte – como, por exemplo, um macho que lhe trouxesse alimentos durante um longo período de tempo no qual estivesse envolvida com os cuidados da cria.

Ainda que a maternagem, até os dias atuais, necessite de uma série de recursos e de uma rede de apoio que garanta a sobrevivência total do ser humano por um bom período de tempo, mantém-se a esperança de que um filhote, ao menos, venha ao mundo com um aparelho biológico suficiente para crescer e se desenvolver. Espera-se que ele percorra, com mínima competência, o caminho necessário para a complexa e processual construção da capacidade de se adaptar ao meio, tornando-se cada vez mais independente. Assim, por meio das sucessivas ações da criança sobre o meio, de interações sociais significativas, de experiências positivas e enriquecedoras, da própria maturação biológica e de equilibrações cognitivas sucessivas que lhe assegurem um potencial de inteligência capaz de resolver problemas dos mais simples aos mais complexos (os quais surgirão ao longo do ciclo vital), o desenvolvimento da autonomia própria, garantida por estes recursos, poderá relaxar o laborioso trabalho de seus genitores.

Portanto, diante do nascimento, os genitores criam uma expectativa de perfeição, ao menos do ponto de vista biológico, sobre o filho recém-chegado ao mundo. Quem já passou pela experiência do parto sabe bem como é se deparar com os próprios comportamentos de avaliação criteriosa para identificação de possíveis problemas em seu bebê: observam-se os dedos dos pés e das mãos, assim como se o bebê chorou ao nascer; faz-se, então, uma série de arguições aos pediatras neonatais para se certificar de que o filho veio ao mundo sem nenhuma imperfeição.

O caminho para a identificação de algumas deficiências (como a síndrome de Down) já é revelado muitas vezes antes do nascimento, graças à ciência e à tecnologia avançada. Porém, o caminho percorrido por pais de crianças com autismo é peculiar. Em vez de conhecer a notícia de que o filho não veio ao mundo com um aparelho biológico suficiente para seu pleno desenvolvimento, a maioria dos pais de crianças com autismo experimentam a mesma sensação de tranquilidade dos pais de crianças típicas. A cada consulta mensal do bebê, ouvem dos especialistas que tudo está indo bem: o crescimento do crânio está condizente com cada etapa do desenvolvimento, o peso está de acordo, a estatura está acompanhando a faixa de normalidade, etc.

Alguns desses pais podem experimentar tal sensação de tranquilidade até certa idade do bebê, quando então percebem alguma parada abrupta no desenvolvimento: o filho, tão sorridente, passa a se comportar como se não estivesse mais ali; os balbucios dão lugar a um silêncio profundo que amedronta; comportamentos bizarros, nunca vistos antes, passam a ser frequentes no cotidiano da criança. Uma onda de temor e sentimentos ambíguos podem ser vivenciados, uma vez que, ao mesmo tempo que alguns impulsos psicológicos podem provocar os genitores a buscarem uma resposta, outros podem os impelir a permanecer calados diante dos fatos para não descobrirem o pior.

Outros pais de crianças com autismo poderão experimentar essa sensação alguns meses após o nascimento do filho, quando percebem que o bebê não interage com ninguém, não apresenta sorriso social, não aponta para o que quer e não imita o outro. Há, ainda, aqueles que poderão experimentar a angústia da descoberta da síndrome mais tardiamente, quando a escola os chama para informar que o filho apresenta consideráveis dificuldades nas interações sociais.

A partir do diagnóstico, ou seja, do "real nascimento" de um filho com autismo, o grupo familiar poderá sofrer uma série de transformações psicológicas e algumas mudanças até mesmo em suas próprias configurações. Essas transformações, iniciadas a partir do período de luto pela perda da criança saudável esperada – que pode demorar algumas semanas ou anos incansáveis – dependerão da estrutura emocional e da personalidade de cada um dos pais; dos fatores de conjugalidade; do nível de cooperação entre os membros da família; dos recursos financeiros que a família dispõe para prover o tratamento oneroso necessário; das redes de apoio e do suporte fornecido, em termos de políticas públicas, pelo país em que reside o grupo familiar.

CARACTERÍSTICAS DE PERSONALIDADE

De acordo com a *Classificação Estatística Internacional de Doenças e Problemas Relacionados com a Saúde* – 10ª edição (CID-10),[2] da qual o Brasil é signatário, o autismo engloba um conjunto sindrômico heterogêneo que afeta a comunicação social, as interações sociais e a capacidade de lidar com o inesperado, levando os indivíduos acometidos a apresentarem comportamento rígido, repetitivo e estereotipado.

Os principais prejuízos na comunicação social vão desde a ausência de fala ou de comunicação gestual até dificuldades relevantes no uso funcional da linguagem, como dificuldades de trocas de turno, de compreensão de gestos alheios e de manutenção do contato visual em interações sociais, na alteração melódica do padrão de voz conforme o assunto, na manutenção de tópicos interessantes que sustentem um diálogo e, até mesmo, na compreensão de figuras de linguagem.

As interações sociais de indivíduos com autismo também podem apresentar variados graus de prejuízo, desde isolamento intenso devido a desorganizações sensoriais até dificuldade de atribuir estados mentais aos outros pela decodificação de expressões faciais, de compreender que outras pessoas pensam e gostam de coisas diferentes e de inferir sobre o pensamento dos outros, além de incompreensão sobre o que não se precisa dizer por estar implícito nas relações sociais e sinceridade exacerbada.

No que tange às dificuldades dos indivíduos com autismo em relação a eventos inesperados, podem ser vislumbrados desde prejuízos na imitação de um gesto novo e rigidez cognitiva até relevantes dificuldades com alterações de rotina e presença de interesses bastante restritos, peculiares, sem nenhuma função aparente.

O primeiro artigo conhecido no mundo ocidental por descrever o autismo foi publicado em 1943. Seu autor, o psiquiatra ucraniano Leo Kanner, apresentou algumas características de personalidade dos genitores de 11 crianças estudadas que, mesmo de forma mais atenuada, ainda remetiam a alguns dos sintomas do autismo, como frieza, distanciamento social e obsessividade com detalhes.[3]

Em abril de 1948, quando o diagnóstico psiquiátrico de autismo era raro, um artigo publicado na revista *Time* também por Leo Kanner, sob o título "Medicine: frosted children" ("Medicina: crianças congeladas"), apresentou como uma das causas desse quadro clínico a frieza dos pais dessas "crianças congeladas". Em 1949, em um terceiro artigo, Leo Kanner apontou características de personalidade comuns à maioria dos pais de crianças com autismo: "frieza, seriedade, obsessividade, indiferença, tipo mecânico de atenção dada aos filhos, incapacidade de gostar dos filhos como são". Com o tempo, essas características de personalidade foram atribuídas muito mais às mães do que aos pais das crianças com autismo, sendo ilustradas pela metáfora da "mãe geladeira". Dessa forma, o tratamento do autismo, por mais de vinte anos desde sua descrição, consistiu em afastar as crianças de suas famílias e tratar a frieza emocional de suas genitoras. Por meio da publicação das pesquisas realizadas em 1964 pelo pai de uma criança com autismo, o psicólogo Bernard Rimland, iniciou-se o desmantelamento da teoria da "mãe geladeira" e o autismo passou a ser visto, por alguns, como um distúrbio da cognição.[4]

A partir do primeiro estudo publicado em 1977 sobre gêmeos com autismo, o psiquiatra britânico Michael Rutter e a psicóloga americana Susan Folstein abriram o campo das pesquisas para a compreensão do autismo como um distúrbio com forte componente genético. Essa pesquisa sugeriu que a predisposição para o autismo poderia ser herdada por meio de traços mais suaves e qualitativamente semelhantes, os quais poderiam ser manifestados em parentes não autistas de indivíduos autistas. Esses traços de autismo inconclusivos para o diagnóstico podem ser definidos como o "fenótipo ampliado do autismo".

Estudos subsequentes observaram maiores prejuízos em competências sociais, comunicação e interesses restritos em familiares de primeiro grau de crianças com autismo do que em familiares de crianças típicas e de crianças com síndrome de Down, embora tais prejuízos sejam considerados subclínicos. As características subclínicas do autismo foram encontradas em pesquisas com pais de crianças com autismo e com irmãos não afetados de crianças diagnosticadas com a síndrome.[5-8]

Wheelwright e colaboradores[9] conduziram um estudo no qual participaram 571 pais e 1.429 mães de crianças diagnosticadas com autismo, junto com um grupo-controle composto por 349 pais e 658 mães de crianças com desenvolvimento típico. Todos os participantes responderam o instrumento Autism Spectrum Quotient (AQ), que avalia cinco domínios elencados e, segundo os seus autores, são característicos do fenótipo ampliado do autismo. Os resultados dessa pesquisa apontaram que 33% dos pais e 23% das mães de crianças diagnosticadas com autismo obtiveram pontuação igual ou acima do ponto de corte.

Os principais instrumentos que avaliam o fenótipo ampliado do autismo são: Social Responsiveness Scale (SRS – Escala de Resposta Social), Broader Phenotype Autism Symptom Scale (BPASS – Escala de Sintomas de Fenótipo de Autismo mais Amplo), Broad Autism Phenotype Questionnaire (BAPQ – Questionário Amplo Fenótipo do Autismo) e Autism Spectrum Quocient (AQ – Questionário do Espectro Autista). O Quadro 11.1 ilustra as principais características avaliadas por esses instrumentos – as quais, segundo seus autores, compõem os principais traços subclínicos do fenótipo ampliado do autismo.

Além dessas características ilustradas pelo Quadro 11.1, pesquisas que investigam o fenótipo ampliado do autismo costumam aferir a capacidade de teoria da mente de seus participantes, por afirmarem que indivíduos diagnosticados com autismo e seus familiares de primeiro grau apresentam falhas na capacidade de inferir estados mentais nos outros.

A literatura aqui analisada sobre o fenótipo ampliado do autismo em familiares de primeiro grau de indivíduos diagnosticados com a síndrome aponta, como principal importância do tema, fatores que possam comprovar a herdabilidade genética; ressaltam, ainda, que tais características subclínicas não necessariamente precisam de intervenções clínicas, ao contrário do que ocorre com os autistas.

No entanto, existe um desafio para identificar se esses traços que indicam prejuízos sociais em pais e irmãos de crianças com autismo pertencem a um conjunto fenotípico decorrente de fatores genéticos, como afirmam as pesquisas analisadas neste capítulo, ou se esses sinais mais amenos de autismo são originados em decorrência das relevantes dificuldades do grupo familiar em conviver com outras pessoas, uma vez que a maioria das crianças com autismo apresenta comportamentos bizarros e de difícil manejo em contextos sociais. Esses comportamentos costumam eliciar rejeição e reprovação social, o que pode levar o grupo familiar a se manter isolado.

Além do mais, há necessidade de investigação aprofundada para averiguar se esses traços – mencionados como fenótipo ampliado do autismo – não dizem res-

QUADRO 11.1 — INSTRUMENTOS DE AVALIAÇÃO DO FENÓTIPO AMPLIADO DO AUTISMO

Instrumentos	Dificuldades	Autores	Tipo
Social Responsiveness Scale – SRS	• Envolvimento emocional • Interação social • Comunicação	Constantino e colaboradores[10]	Questionário de 65 itens
Broader Phenotype Autism Symptom Scale – BPASS	• Motivação social • Expressividade social • Conversação • Variação de interesses	Dawson e colaboradores[11]	Entrevista semiestruturada
Broad Autism Phenotype Questionnaire – BAPQ	• Linguagem pragmática • Personalidade indiferente • Personalidade rígida	Hurley e colaboradores[12]	Questionário de 36 itens
Autism Spectrum Quocient – AQ	• Comunicação • Habilidades sociais • Imaginação • Troca de turno • Contextualização	Baron-Cohen e colaboradores[13]	Questionário de 50 itens Versões para adultos, crianças e adolescentes

peito aos sintomas de possíveis transtornos psiquiátricos desenvolvidos ao longo da experiência de se ter um filho ou irmão diagnosticado com autismo (como, por exemplo, a depressão e os transtornos ansiosos). Apenas um dos estudos[9] utilizou um instrumento para identificar outros transtornos psiquiátricos, além dos que são utilizados para identificar o fenótipo ampliado do autismo, em seus participantes. Já há consenso na literatura de que existem prejuízos de teoria da mente e, principalmente, de socialização em indivíduos diagnosticados com vários tipos de depressão.[14]

No próximo tópico, discutimos alguns fatores emocionais eliciadores de estresse nos componentes de um grupo familiar que possua uma ou mais crianças diagnosticadas com autismo.

FATORES EMOCIONAIS E ESTRESSE FAMILIAR

A família pode ser considerada como um grupo de pessoas que se organiza por meio de regras próprias de funcionamento, com linguagem própria e regulação comportamental de uns para com os outros. Os relacionamentos estabelecidos pelos membros familiares influenciam uns aos outros; portanto, toda mudança ocorrida, seja individual ou coletiva, poderá exercer diversas alterações em um ou mais de seus membros, ou mesmo em todo o sistema.[15]

Quando o grupo familiar é formado por um ou mais membros com autismo, o desenvolvimento emocional de seus integrantes fica comprometido. Na maioria das vezes, projetos familiares que demandem recursos financeiros são inviabilizados pelos custos onerosos que a pessoa acometida com autismo precisa para desenvolver seu potencial. Quando os genitores não dispõem de recursos financeiros suficientes (p. ex., para custear um cuidador profissional que transporte a criança com autismo para a escola e/ou para uma série de terapias necessárias), precisam escolher qual dos dois deverá postergar ou abandonar sua carreira profissional em prol dos cuidados do filho. As vivências de perda são experimentadas frequentemente, dificultando as interações familiares e demandando adaptações e ressignificações constantes ao longo de um extenso período de tempo – por vezes, ao longo da vida inteira.[16]

A presença da deficiência no seio familiar pode provocar rupturas drásticas da rotina, levando o cuidador a colocar suas próprias necessidades em segundo plano, no intuito de arcar com o ônus gerado pelos cuidados necessários à pessoa com deficiência. Sentimentos de aflição, tristeza, culpa e ansiedade fazem com que os familiares sofram, pois o impacto emocional que o transtorno traz ao grupo familiar pode ser tão intenso quanto aquele que atinge o próprio indivíduo acometido. Por vezes, irritação e sentimentos de hostilidade podem surgir, tanto em relação ao deficiente quanto aos outros membros familiares, podendo, até mesmo, ser direcionados aos profissionais de saúde que o atendam.

Algumas famílias que conseguem se reorganizar de uma forma mais adaptada e que podem contar com uma rede de apoio eficiente passam a reconhecer a contribuição positiva das pessoas com autismo para suas famílias. Estas descrevem aumento na cooperação entre os membros familiares, maior sensibilidade à causa das pessoas com deficiência, maior capacidade de resiliência, maior capacidade de luta, expansão da rede social, aumento de paciência mútua e celebrações por pequenas vitórias no cotidiano, antes não percebidas.

Muitas famílias também exerceram, ao longo de décadas, protagonismo na defesa e na garantia dos direitos das pessoas acometidas com autismo, assim como no avanço científico e na mudança de paradigmas que antes excluíam tais pessoas do convívio social. Desde Ruth Sullivan, passando por Bernard Rimland, Lorna Wing e tantos outros pais de crianças com autismo, o tema tem sido debatido ao longo de muitas décadas. Como consequência, várias conquistas foram alcançadas, como o direito à convivência familiar, o direito a frequentar escolas regulares e o direito à saúde integral.

No Brasil, exceções à parte, a grande maioria dos cuidadores – principalmente as genitoras, as quais, na maioria das vezes, precisam assumir os cuidados integrais dos filhos acometidos com autismo sofrem ano após ano com a pressão para que o direito garantido em papéis oficiais se transforme em práticas condizentes. A ausência de recursos suficientes que possam favorecer o desenvolvimento do potencial do filho, a rejeição da própria família e de amigos, as dificuldades imensas na inclusão escolar do filho, a perda das expectativas laborais e de carreira, a perda das próprias necessidades subjetivas em prol dos exaustivos cuidados com o filho e a perda do contato social costumam fazer parte do cenário da maioria das mães brasileiras que têm um membro com autismo em casa. Com tantos desafios, não é difícil desenvolver, aos poucos, uma perda de habilidades sociais e um gosto pelo isolamento.

Pesquisas demonstram que as mães de crianças com autismo têm três vezes mais chances de desenvolver um quadro clínico de depressão do que aquelas sem filhos com autismo,[17] e os pais apresentam maior nível de estresse do que em famílias compostas por filhos com desenvolvimento típico ou com síndrome de Down.[18] Sintomas clínicos depressivos foram encontrados em 78,7% das mães de filhos com autismo uma semana após o diagnóstico e 37,3% continuaram a relatar sintomas depressivos em média 1,4 ano após o diagnóstico. Esses dados apoiam a ideia de que desafios crescentes podem sobrecarregar os cuidadores, principalmente porque, ao longo do ciclo vital, as evidências de que o filho apresente alguma deficiência relevante se tornam mais conscientes pelo aumento crescente de suas dificuldades frente às demandas ambientais.[19]

Não se pretende, aqui, aprofundar e esgotar as variáveis geradoras de estresse em pais de crianças com autismo, até porque a presença de psicopatologia crônica em algum membro familiar não deve ser vista como causadora única de forma linear. Porém, um fator importante que talvez possa explicar o maior estresse dos pais de crianças com autismo em comparação ao estresse dos pais das crianças com outras deficiências (p. ex., a síndrome de Down) é que, diferentemente do TEA, o diagnóstico e o prognóstico de outras deficiências em geral são mais certeiros: as características físicas e os exames laboratoriais não deixam nenhuma dúvida quanto ao diagnóstico, além da certeza do deficit cognitivo.

Quanto ao autismo, o diagnóstico é realizado somente pela observação clínica especializada e, até o presente momento, na ausência de exames laboratoriais que o possam comprovar. Dessa forma, torna-se um desafio para psiquiatras e psicólogos determinarem qual o grau de comprometimento em crianças muito pequenas. Os quadros clínicos da entidade nosográfica do autismo são bastante heterogêneos, podendo gerar uma infinidade de prognósticos: do autismo com comorbidade de deficiência intelectual grave (que aponta a dependência de um cuidador durante todo o ciclo vital) até o autismo com inteligência muito acima da média e com habilidades extraordinárias (que favorece o desenvolvimento da plena autonomia do indivíduo).

Além disso, a mídia, na maioria das vezes, propaga apenas os casos de autismo de grande sucesso – daqueles que se tornaram grandes cientistas, grandes músicos, grandes esportistas –, os quais fazem parte de uma ínfima minoria. Ancorados nesta visão romântica da síndrome e na premissa de que a intervenção precoce faz a diferença, os pais seguem uma jornada frenética de corrida contra o tempo, em busca da construção de competências que possam diminuir as diferenças dos filhos em relação às crianças com desenvolvimento típico. Porém, a esperança de que o filho tenha um prognóstico de sucesso se depara, muitas vezes, não apenas com a falta de recursos da família para garanti-lo, mas, também, com a probabilidade incerta do desenvolvimento da linguagem, da autonomia e da capacidade de adaptação da criança com autismo. Dessa forma, os responsáveis podem conviver com um estado de alerta pela sobrevivência e o desenvolvimento dos membros da família, gerando estresse crônico.

OS IMPACTOS DO AUTISMO NOS ASPECTOS CONJUGAIS

Educar uma criança com autismo sem uma consolidada rede de apoio, como foi explanado antes, pode ser um imenso desafio para os seus responsáveis. Pesquisas relatam níveis mais baixos de qualidade conjugal entre pais de crianças com autismo do que entre pais de crianças com desenvolvimento típico.[20,21] Com tantos desafios, a satisfação conjugal desses pais diminui ao longo do tempo.[22]

O período de ajuste familiar ao longo do ciclo vital pode apontar para desfechos positivos, como o amadurecimento de todos os integrantes da família ou situações em que a dissolução do casamento se torna a única medida a ser tomada. A família pode se unir e se fortalecer para proteger as emoções de seus integrantes ou mesmo passar por um período longo de afastamento emocional entre os seus membros, o que pode gerar a ruptura familiar.

Poucos trabalhos na literatura internacional têm relatado a situação marital de famílias com membros autistas e suas possíveis diferenças em relação a famílias de crianças com outros tipos de deficiência. No cenário nacional, apenas a pesquisa de Lederman e colaboradores[23] concluiu que a porcentagem de separação de pais com filhos diagnosticados com síndrome de Down é de 10% – compatível, portanto, com a taxa de separações brasileiras –, e que os pais de crianças com síndrome de Rett, considerada como um dos transtornos globais do desenvolvimento na CID-10,[2] é de 23,5% – incluídos aqui os casais separados, com ou sem divórcio ou em processo de separação, sendo esta diferença significativa. Os autores levantaram a hipótese de que a contribuição para esse diferencial seja a alta morbidade da síndrome de Rett e o momento do seu diagnóstico, a partir dos 18 meses de idade, enquanto na síndrome de Down este ocorre antes ou no momento do nascimento.

Um estudo de coorte com duração de dez anos investigou uma amostra composta por 119 pais de crianças com autismo e concluiu que apenas uma taxa de 25,2% chegaram à separação ou ao divórcio. Essa taxa de separação vai ao encontro dos resultados obtidos pelo estudo de Hartley e colaboradores,[24] o qual encontrou uma taxa de divórcio de 23,5% entre pais de adolescentes ou de adultos com autismo. Possivelmente, três tipos de dinâmica podem ser observadas nessas famílias: (1) casais que já estavam em conflitos e, com a descoberta de um filho com autismo, passarão por maiores riscos de rompimentos conjugais; (2) casais que passarão temporariamente por períodos de instabilidade conjugal, devido aos desafios dos cuidados de um filho com autismo, mas que permanecerão casados; e (3) casais que se unirão de forma positiva para alcançar melhores resultados em prol da criança acometida pelo autismo, propiciando o fortalecimento dos laços conjugais. Além disso, a necessidade de manter a unidade familiar para atender às necessidades da criança com autismo pode influenciar na preservação do casal, até porque a separação ou o divórcio podem, em muitos casos, não ser viáveis por questões econômicas.[25]

Embora as taxas de separação e divórcio de pais de indivíduos com autismo sejam relativamente baixas, seus relacionamentos são permeados por um padrão mal-adaptativo para resolução de problemas maritais e pela insatisfação conjugal, podendo eliciar um maior risco de conflitos crônicos. Por outro lado, alguns pais de crianças com autismo podem desenvolver maior resiliência e tolerância ao longo do tempo, pois, de certa forma, a experiência compartilhada de ter um filho com um distúrbio tão grave pode aproximar os casais, promovendo sensibilidade de um para com o outro.[26]

Benson[27] sugere que os pais de crianças com autismo vivenciam um aumento do estresse relacionado à criança do início ao meio da infância, enquanto o estresse diminui na adolescência. Após a adolescência, os pais de filhos adultos com autismo podem sofrer um aumento do estresse devido às demandas associadas com a criação de um filho adulto dependente. Dessa forma, o período que abarca a última infância e o início da adolescência do filho com autismo pode ser um momento oportuno para a realização de intervenções focadas no casal.

Terapias conjugais que incluam orientação parental sobre o manejo do filho com autismo – concentrando esforços apenas na modificação de aspectos mutáveis e focando na aceitação de aspectos imutáveis da criança – podem ser um importante mediador na difícil jornada de educar uma pessoa com deficiência.

CONSIDERAÇÕES FINAIS

A personalidade dos pais de crianças com autismo tem sido alvo de investigações desde a descrição seminal da síndrome, em 1943. Dificuldades relacionadas à comunicação, à interação social e à flexibilização de estratégias e de pensamentos são relatadas em maior porcentagem em pais de crianças com autismo do que em pais de crianças com desenvolvimento típico ou com outras deficiências. A manifestação branda dos sintomas de autismo perceptíveis em pais atualmente recebe o nome de fenótipo ampliado do autismo.

Em relação às pesquisas que se propuseram a investigar o fenótipo ampliado do autismo em pais de crianças diagnosticadas, poucas buscaram investigar a possibilidade de tais características levantadas estarem relacionadas a possíveis psicopatologias, uma vez que os cuidados necessários a uma pessoa com deficiência impõem aos pais uma série de desafios. Há consenso na literatura de que o risco de depressão em pais de crianças com autismo é três vezes maior do que em pais de crianças com outras deficiências ou de crianças com desenvolvimento típico.

Embora os níveis de estresse dos pais de crianças diagnosticadas com autismo sejam amplamente discutidos na literatura internacional, poucos estudos estrangeiros buscaram escrutinar seus efeitos na situação conjugal destas famílias. As pesquisas analisadas neste trabalho levantaram uma taxa de separação e de divórcio aproximada de 25% entre os pais de crianças com autismo, diferentemente de pais que lidam com outras deficiências, como a síndrome de Down, os quais apresentam taxas condizentes com a população em geral, ou seja, de cerca de 10%.

Não se pode deixar de destacar que, para algumas famílias, a experiência de ter um filho com autismo é um fator para o desenvolvimento de maior união entre os pais em prol dos cuidados do filho – na medida em que desenvolvem maior capacidade de resiliência e de tolerância de um para com o outro.

REFERÊNCIAS

1. Harari YN. Sapiens: uma breve história da humanidade. 32. ed. Porto Alegre: L&PM; 2018.

2. Organização Mundial da Saúde. Classificação de transtornos mentais e de comportamento da CID-10. Porto Alegre: Artmed; 1993.

3. Kanner L. Affective disturbances of affective contact. Nervous Child. 1943;217-50.

4. Donvan J, Zucker C. Outra sintonia: a história do autismo. São Paulo: Companhia das Letras; 2017.

5. Piven J, Wzorek M, Landa R, Lainhart J, Bolton P, Chase GA, et al. Personality characteristics of the parents of autistic individuals. Psychol Med. 1994;24(3):783-95.

6. Losh M, Piven J. Social-cognition and the broad autism phenotype: identifying genetically meaningful phenotypes. J Child Psychol Psychiatry. 2007;48(1):105-12.

7. Eyuboglu M, Baykara BE, Eyuboglu D. Broad autism phenotype: theory of mind and empathy skills in unaffected siblings of children with autism spectrum disorder. Psychiatry Clin Psychopharmacol. 2018;28(1):36-42.

8. Endres RG, Lampert SS, Schuch JB, Roman T, Bosa CA. O fenótipo ampliado do autismo em genitores de crianças com transtorno do espectro autista – TEA. Psic Teor e Pesq. 2015;31(3):285-92.

9. Wheelwright S, Auyeung B, Allison C, Baron-Cohen S. Defining the broader, medium and narrow autism phenotype among parents using the autism spectrum quotient (AQ). Mol Autism. 2010;1(1):10.

10. Constantino JN, Przybeck T, Friesen D, Todd RD. Reciprocal social behavior in children with and without pervasive developmental disorders. J Dev Behav Pediatr. 2000;21(1):2-11.

11. Dawson G, Estes A, Munson J, Schellenberg G, Bernier R, Abbott R. Quantitative assessment of autism symptom-related traits in probands and parents: Broader Phenotype Autism Symptom Scale. J Autism Dev Disord. 2007;37(3):523-36.

12. Hurley RS, Losh M, Parlier M, Reznick JS, Piven J. The broad autism phenotype questionnaire. J Autism Dev Disord. 2007;37(9):1679-90.

13. Baron-Cohen S, Wheelwright S, Skinner R, Martin J, Clubley E. The autism-spectrum quotient (AQ): evidence from Asperger syndrome/high-functioning autism, males and females, scientists and mathematicians. J Autism Dev Disord. 2001;31(1):5-17.

14. Bora E, Berk M. Theory of mind in major depressive disorder: a meta-analysis. J Affect Disord. 2016;191:49-55.

15. Messa AA, Fiamenghi Jr GA. Pais, filhos e deficiência: estudo sobre as relações familiares. Psicol Cienc Prof. 2007;27(2):236-45.

16. Sprovieri MHS, Assumpção Jr FB. Dinâmica familiar de crianças com Autismo. Arq Neuro-psiquiatr. 2001;59(2-A):230-7.

17. Cohrs AC, Leslie DL. Depression in parents of children diagnosed with autism spectrum disorder: a claims-based analysis. J Autism Dev Disord. 2017;47(5):1416-22.

18. Bristol MM, Shopler E. Coping and stress in families of autistic adolescents. In: Schopler E, Mesibov GB, editors. Autism in adolescents and adults. New York: Plenum; 1983. p. 251-76.

19. Taylor JL, Warren ZE. Maternal depressive symptoms following autism spectrum diagnosis. J Autism Dev Disord. 2012;42(7):1411-8.

20. Brobst JB, Clopton JR, Hendrick SS. Parenting children with autism spectrum disorders: the couple's relationship. Focus Autism Other Dev Disabl. 2009;24(1):38-49.

21. Gau SSF, Chou MC, Chiang HL, Lee JC, Wong CC, Chou WJ, et al. Parental adjustment, marital relationship, and family function in families of children with autism. Res Autism Spectr Disord. 2012;6(1):263-70.

22. Hartley SL, Barker ET, Baker JK, Seltzer MM, Greenberg JS. Marital satisfaction and life circumstances of grown children with autism across 7 years. J Fam Psychol. 2012;26(5):688-97.

23. Lederman VRG, Alves BS, Negrão JG, Schwartzman JS. Divórcio nas famílias com filhos com Síndrome de Down ou Síndrome de Rett. Ciênc Saúde Colet. 2015;20(5):1363-9.

24. Hartley SL, Barker ET, Seltzer MM, Floyd F, Greenberg J, Orsmond G, et al. The relative risk and timing of divorce in families of children with an autism spectrum disorder. J Fam Psychol. 2010;24(4):449-57.

25. Baeza-Velasco C, Michelon C, Rattaz C, Pernon E, Baghdadli A. Separation of parents raising children with autism spectrum disorders. J Dev Phys Disabil. 2013;25:613-24.

26. Hartley SL, Papp LM, Mihaila I, Bussanich PM, Goetz G, Hickey EJ. Couple conflict in parents of children with versus without autism: self-reported and observed findings. J Child Fam Stud. 2017;26(8):2152-65.

27. Benson PR. Examining the links between received network support and marital quality among mothers of children with ASD: a longitudinal mediation analysis. J Autism Dev Disord. 2020;50(3):960-75.

ABORDAGEM MULTIDISCIPLINAR NO AUTISMO 12

ALINE CITINO ARMONIA
MARÍLIA PENNA BERNAL

PONTOS-CHAVE

- Por ser um transtorno do neurodesenvolvimento, o autismo acompanha os sujeitos acometidos por toda a sua vida e, portanto, em muitos casos, estes indivíduos podem não se tornar independentes e autônomos, necessitando de suporte, em maior ou menor grau.

- Indivíduos com TEA têm uma taxa mais elevada de utilização de muitas áreas da saúde do que adultos de outros grupos.

- Além dos múltiplos distúrbios médicos, crianças, adolescentes e adultos com TEA apresentam desafios de desenvolvimento que requerem intervenções especializadas, incluindo fonoaudiologia, terapia ocupacional, fisioterapia, ABA, intervenção de habilidades sociais, acessibilidade tecnológica, abordagens de educação especial, transição e planejamento para a vida adulta.

- As intervenções multidisciplinares na vida adulta devem abordar a autonomia, dimensões de comunicação e preparação para emprego, além de melhorar a qualidade de vida desses indivíduos e de suas famílias.

Os transtornos do espectro autista (TEA) são transtornos do neurodesenvolvimento permanentes, ou seja, acompanham os sujeitos acometidos por toda a sua vida.[1] Sabemos que, devido às características de tais quadros, muitas vezes esses indivíduos não se tornam independentes e autônomos, dependendo para sempre de cuidados, em maior ou menor grau. Há um aumento nas taxas de diagnóstico desses transtornos, possivelmente devido à melhora na compreensão e no estabelecimento de critérios diagnósticos. Da mesma forma, observa-se também um aumento nos diagnósticos realizados na adolescência e na vida adulta.[2]

Embora já tenhamos um número considerável de adolescentes e adultos com diagnóstico de autismo ou TEA, os estudos nessa população ainda são muito escassos. Uma revisão[2] dos estudos sobre essa temática analisou 25 estudos longitudinais, e os resultados relatados foram altamente variáveis. O funcionamento social, a capacidade cognitiva e as habilidades de linguagem permaneceram relativamente estáveis em alguns estudos; em outros, no entanto, foi relatada deterioração ao longo do tempo. O quociente de inteligência (QI) e a habilidade inicial de linguagem, de acordo com esses estudos, parecem ser preditores mais fortes de resultados melhores na vida adulta.

Como clínicas e pesquisadoras, optamos por seguir dois caminhos para a organização deste capítulo. O primeiro considera que o diagnóstico e a intervenção podem impactar positiva ou negativamente na vida adulta desses indivíduos. E a segundo, por sua vez, apresenta o que se conhece atualmente a respeito das intervenções voltadas aos jovens e adultos com TEA.

No contexto das intervenções baseadas em evidências científicas, há muitos estudos mostrando que intervenções precoces e intensivas baseadas no comportamento e/ou desenvolvimento têm alguns efeitos – de curto prazo – de melhora no funcionamento na primeira infância, mas há uma grande carência de pesquisas sobre o seu impacto a longo prazo.[2]

Sabemos da necessidade de intervenções voltadas aos adultos com TEA, visto que a taxa de adultos que se encontram em situação de exclusão social é significativamente alta, além de ser comum que essa população perca o acesso a tratamentos que tinham quando crianças ou adolescentes. Acredita-se que a maioria dos indivíduos com TEA teria condições de estar em atividades sociais e ambulatoriais, o que poderia diminuir a incidência de problemas emocionais decorrentes da exclusão – como sintomas ansiosos e depressivos – além de poder desonerar a família e o Estado de tratamentos para essas sintomatologias, que não são estruturais dos transtornos.[3]

Uma questão extremamente importante para essa população é a acessibilidade atitudinal. O termo "acessibilidade atitudinal" pode referir-se às ações de alguém diante da deficiência do outro e vai além do discurso, sendo representado por atitudes humanitárias que visem a ampliar as possibilidades das pessoas com deficiência e garantir a elas dignidade e segurança.[4]

Quando nos referimos aos TEA, estamos fazendo alusão a algo que não pode ser visto fisicamente, a dificuldades que não são visíveis aos outros em um primeiro olhar. Portanto, esses indivíduos e suas famílias estão mais suscetíveis a mal-entendidos e à menor tolerância da sociedade.

As barreiras que os indivíduos com TEA – e suas famílias – enfrentam e precisam transpor não são tão concretas ou visíveis e exigem uma mudança cultural da sociedade.[5] Quando nos referimos, então, aos jovens e adultos, essa acessibilidade atitudinal piora significativamente: diminui-se o acesso às intervenções terapêuticas necessárias, assim como a tolerância da sociedade diante de suas dificuldades, sobretudo por estas não serem físicas e, sim, de ordem social, de comunicação e de adaptação às regras da sociedade.

Dessa forma, é impossível adentrar o terreno da vida adulta de indivíduos com TEA sem adentrar a questão do acesso aos seus direitos e, também, da acessibilidade atitudinal que demandam como integrantes de todo um processo terapêutico desde a primeira infância até a vida adulta.

IMPORTÂNCIA DA INTERVENÇÃO MULTIDISCIPLINAR PRECOCE COMO POSSIBILIDADE DE MAIOR FUNCIONALIDADE, AUTONOMIA E INDEPENDÊNCIA NA VIDA ADULTA

A intervenção precoce, como pontuamos no início do capítulo, tem um grande peso na vida adulta dos indivíduos com TEA, pois possibilita maiores chances de apresentarem um melhor desenvolvimento de habilidades que contribuem para a sua maior funcionalidade, autonomia e independência.

A intervenção precoce na infância pode ser caracterizada como um conjunto de serviços/recursos destinados a crianças em idades precoces e suas famílias, devendo ser disponibilizado quando solicitado pela família, por um período de tempo da vida dessa criança. Deve incluir qualquer ação realizada quando a criança necessitar de apoio especializado para (1) assegurar ou incrementar seu desenvolvimento pessoal; (2) fortalecer as competências da família; e (3) promover a inclusão social. Esse modelo tem como foco o processo de desenvolvimento individual da criança e o impacto das interações sociais sobre o seu desenvolvimento global.[6]

Sabemos da importância dos programas de intervenção precoce para crianças com TEA, visando reduzir sintomas, ampliar a capacidade de aprendizagem, ganhos em linguagem, funcionalidade e habilidades. Promover a independência funcional de crianças com TEA é importante, com vistas a diminuir a sobrecarga dos pais e a dependência das pessoas com TEA em relação aos seus pais/cuidadores.[7]

Para os pacientes com TEA, encontramos na intervenção precoce, principalmente, atendimentos dos setores de Fonoaudiologia, Psicologia e Terapia Ocupacional, podendo esses serviços serem integrados ou individuais.

Desde o início do processo, o atendimento fonoaudiológico se faz extremamente necessário devido às características clínicas desses quadros. O diagnóstico do autismo mudou muito desde as suas primeiras descrições, realizadas em 1943. A definição mais atualizada foi realizada pela Associação Americana de Psiquiatria em 2014, com a publicação da 5ª edição do seu *Manual Diagnóstico e Estatístico de Transtornos Mentais* (DSM-5).[1] No entanto, as descrições, das alterações de habilidades de linguagem e comunicação social são descritas desde o início, sendo uma das alterações centrais do quadro. As alterações da comunicação social devem estar presentes desde o primeiro ano de vida, sendo descritas como aspectos centrais desses quadros e os acompanhando por toda a vida.[8]

As alterações de comunicação social[9] e no aspecto pragmático são descritas como universais e centrais nos indivíduos com TEA.[8] A literatura já nos mostrou que o aspecto pragmático da linguagem está interligado às habilidades sociais e emocionais, motivo pelo qual a intervenção de linguagem voltada a esse aspecto desde o início das intervenções tem grande potencial para reduzir esses impactos.[8]

A comunicação social – que consiste em comportamentos verbais e não verbais utilizados para interação social recíproca[10] – nos possibilita estabelecer uma participação competente, confiante e ativa nas relações sociais. Nesse domínio encontramos as habilidades de atenção conjunta e utilização gestual, evoluindo até a linguagem verbal falada.

As definições recentes sobre o aspecto pragmático da linguagem (referindo-se às regras que governam o uso da linguagem dentro de um contexto) se expandiram das funções comunicativas, passando a abranger comportamentos relacionados a aspectos sociais, emocionais e comunicativos.[8] Esse aspecto tem início no desenvolvimento humano ainda antes da expectativa da fala, quando as crianças utilizam gestos pré-linguísticos e vocalizações.

Crianças pequenas com TEA, em idade pré-escolar, apresentam um perfil de comunicação social com características importantes para a identificação precoce, com déficits sendo geralmente encontrados entre os primeiros 12 a 18 meses de vida. Assim, destaca-se a importância da identificação desses marcadores para que se possibilite a estimulação precoce dessa população.[11]

O perfil de comunicação social de crianças com TEA, quando comparado ao de crianças com atraso no desenvolvimento e o de crianças com desenvolvimento típico, apresenta menores desempenhos em todas as medidas. Esses déficits sociais da comunicação são multifacetados na população com TEA, mas compartilham alguns componentes com crianças com atraso no desenvolvimento, ao passo que outros são exclusivos dos TEA.[10]

Um estudo de revisão sistemática[2] encontrou pesquisas sobre fatores de linguagem, comunicação e pré-comunicação como possíveis preditores de resultados na vida adulta. Em alguns desses estudos, melhores habilidades de comunicação e de linguagem na infância ou a aquisição da fala antes dos 5 a 6 anos de idade foram consistentemente considerados preditores de melhores resultados em adultos.

A literatura apresenta uma estimativa de que 30% da população com TEA desenvolverá somente uma comunicação verbal mínima, mesmo após anos de intervenção,[12] o que significa que essa parcela precisará de suportes para se comunicar de maneira eficaz.

Atualmente, há evidências científicas[13] dos benefícios de terapias com uso de comunicação aumentativa e alternativa (CAA) para crianças com TEA, sobretudo quando relacionado ao ensino de comunicação funcional. A falta de acesso a maneiras alternativas de se comunicar impossibilita que esses indivíduos (com necessidades comunicativas complexas) possam estar de fato inseridos na comunidade, interfere em seu processo de aprendizagem formal e diminui, consequentemente, a sua autonomia na vida adulta.

As estatísticas antigas estimavam que mais da metade das crianças com autismo não chegariam a adquirir a linguagem verbal, mas a atualização dos estudos aponta para um número em torno de 30%, levantando-se a hipótese de que essa cifra diminuiu por conta da ampliação do diagnóstico e, especialmente, da ampliação do diagnóstico precoce, que possibilita um maior acesso a intervenções precoces mais eficazes que melhoram significativamente o prognóstico para a linguagem verbal.[14]

Devido a essas características específicas dos indivíduos com TEA, a intervenção fonoaudiológica voltada para habilidades de comunicação social e aspectos da linguagem pragmática se mostra importante desde a intervenção precoce até a intervenção para jovens e adultos com TEA. Essas intervenções devem abranger a CAA – quando necessário – desde o início do processo de intervenção, podendo ser utilizadas em qualquer momento da vida. Esses recursos podem garantir o acesso a trocas comunicativas eficazes, à aprendizagem formal e à inclusão real em uma comunidade.

Diante do uso dessas ferramentas de CAA, muitas vezes nos deparamos com situações que evidenciam o quanto a nossa sociedade não está preparada para o diferente, para o que foge a uma "regra". O acesso às terapias que englobam esses recursos não é fácil, e o seu uso na comunidade muitas vezes não é favorecido e incentivado pelos seus integrantes. Dessa forma, indivíduos com necessidades complexas de comunicação ficam frequentemente sem a possibilidade de uma inclusão efetiva.

A literatura também demonstrou a importância da atenção conjunta e do jogo simbólico nas intervenções de linguagem nos TEA.[15] Um estudo mostrou que intervenções diárias – uma com programas de atenção conjunta e outra com programas de jogo simbólico – de 30 minutos durante 5 a 6 semanas, para crianças com TEA entre 3 e 4 anos de idade, resultou em melhora da linguagem expressiva. Para crianças com níveis menores de linguagem, o programa de intervenção de atenção conjunta melhorou seus resultados significativamente mais do que as que receberam intervenção de jogo simbólico. Os resultados demonstraram, na população estudada, benefícios clinicamente significativos na intervenção das habilidades de atenção conjunta e jogo simbólico.[15]

Ainda sobre as intervenções precoces, a literatura na área da Psicologia é bastante vasta a respeito da Análise do Comportamento Aplicada (ABA, do inglês *Applied Behavior Analysis*), com evidências sobre sua eficácia.[16] Trata-se de uma abordagem científica em que procedimentos baseados em princípios comportamentais são aplicados, de maneira sistemática, para identificar variáveis ambientais que influenciam determinado comportamento socialmente significativo e são usadas para desenvolver intervenções individualizadas.[17] De acordo com alguns autores, a literatura específica da área propõe que uma intervenção precoce intensiva comportamental pode modificar o comportamento das crianças com TEA.[18] Essas intervenções têm como objetivo melhorar a adaptação, diminuir comportamentos inadequados e aumentar comportamentos mais funcionais – sendo indicada uma média de 30 a 40 horas semanais e utilizando procedimentos específicos.

Atualmente, existem diversos tipos de intervenções baseadas em ABA que compartilham um conjunto de caraterísticas centrais, como o Modelo Denver de Intervenção Precoce (ESDM, do inglês *Early Start Denver Model*), o sistema de comunicação alternativa por troca de figuras (PECS, do inglês *Picture Exchange Communication System*), o treino de tentativas discretas (DTT, do inglês *Discrete Trial Training*) e o treino de resposta pivotal (PRT, do inglês *Pivotal Response Treatment*).[19] Um estudo de metanálise sobre a eficácia de intervenções baseadas em ABA para os TEA sugeriu que os resultados da socialização, comunicação e linguagem podem ser alvos promissores. No entanto, os resultados não demonstraram melhoras significativas para a sintomatologia geral dos TEA – linguagem receptiva, comportamento adaptativo, habilidades de vida diária, QI verbal e não verbal, comportamento restritivo e repetitivo, motor e cognição. O estudo apresentou como limitação o pequeno número de trabalhos incluídos em razão do número reduzido de pesquisas metodologicamente criteriosas.[19]

Os terapeutas ocupacionais, como profissionais de reabilitação, são os membros da equipe responsáveis por aumentar a participação do indivíduo nas atividades de vida diária, educação, trabalho, lazer e atuação social.[20] Os terapeutas ocupacionais direcionam seus trabalhos para a funcionalidade do indivíduo, ou seja, têm por objetivo desenvolver a autonomia e a funcionalidade das crianças. São profissionais geralmente habilitados para atuar nas alterações sensoriais e motoras dos indivíduos, com foco na melhora das habilidades funcionais. A integração sensorial vem sendo utilizada por esses profissionais como uma técnica eficaz na intervenção de crianças com diagnóstico de TEA.

Pesquisadoras reforçam a importância de que terapeutas ocupacionais realizem avaliações estruturadas, para direcionar as intervenções e reavaliar as terapêuticas em crianças com TEA. As autoras reforçam a necessidade das avaliações com testes padronizados, visando a um planejamento terapêutico direcionado ao tratamento das atividades funcionais relacionadas ao meio social, a brincadeiras e atividades de vida diária (AVD).[21] A avaliação das dificuldades de integração sensorial e praxia nas crianças com TEA pode lhes proporcionar uma intervenção mais efetiva, com objetivos funcionais.[22]

Atualmente, encontramos estudos que mostram – por meio de resultados positivos – a eficácia do uso da Integração Sensorial de Ayres para crianças, adolescentes e adultos com TEA.[16]

Também é possível ver nos estudos atuais ao redor do mundo, o maior foco do trabalho de terapeutas ocupacionais com essa população está no processamento sensorial, bem como no tratamento individual.[20]

No manual de práticas baseadas em evidências para crianças, adolescentes e jovens adultos,[16] encontram-se algumas terapias que apresentam evidência científica para o tratamento desses indivíduos. Dentre elas, além da Integração Sensorial citada, encontramos a ABA e intervenções com CAA, assim como o uso do PECS, sendo estes os tipos de intervenções mais buscados pelas famílias em nossa realidade.

ABORDAGEM MULTIDISCIPLINAR NO AUTISMO NA VIDA ADULTA

Com o aumento na prevalência de crianças com TEA, estima-se também um aumento na prevalência dessa população adulta.[23] Estima-se que, dos 6,6 milhões de indivíduos com TEA, 5,3 milhões sejam adultos.[7]

De maneira geral, nos Estados Unidos, os três serviços mais ofertados e mais procurados para as crianças com TEA são fonoaudiologia, treinamento de habilidades sociais e terapia ocupacional. No entanto, o mesmo não acontece quando esses indivíduos crescem.[24] A transição para a vida adulta apresenta diversos desafios, e o sucesso não depende apenas do nível de funcionalidade e autonomia, mas também das estruturas existentes para o apoio do indivíduo.[25]

Os adolescentes, de maneira geral, encontram desafios na transição da infância para a vida adulta, mas os desafios são maiores para as pessoas com TEA. Aspectos sociais e de linguagem, déficits de percepção, hipersensibilidades, obsessões, compulsões e ansiedade são fatores que interferem na performance e na habilidade de pessoas com TEA, podendo afetar a participação em atividades que deem suporte para essa transição para a vida adulta.[26]

Sabemos que indivíduos com TEA apresentam condições psiquiátricas em uma taxa significativamente maior em comparação com a população geral.[27,28] Além disso, outras condições médicas comuns em indivíduos com TEA incluem convulsões, distúrbios do sono, disfunção gastrintestinal, obesidade, condições metabólicas, desequilíbrios hormonais, transtornos psiquiátricos (incluindo ansiedade e depressão), distúrbio e déficit de atenção e transtorno obsessivo-compulsivo.[29]

Em um estudo,[23] comparou-se o uso de serviços por parte de indivíduos adultos com TEA, TDAH e população-controle, tendo sido constatado que os adultos com TEA têm uma taxa mais elevada de utilização de muitas áreas e serviços de saúde do que os adultos dos outros grupos. Para os autores, uma possibilidade é a de haver pouco conhecimento dos médicos acerca do TEA em adultos. Os autores discutem o fato de que os sistemas de saúde precisam estar mais bem planejados e organizados para acomodar adequadamente as necessidades dessa população, que se encontra em crescimento. Outros estudos realizados no Canadá e nos Estados Unidos relataram que o número de serviços ambulatoriais utilizados por indivíduos com TEA diminui da infância para a vida adulta, mas que o uso de medicamentos e internações aumenta.[27]

Além dos múltiplos distúrbios médicos, crianças, adolescentes e adultos com TEA apresentam desafios de desenvolvimento que requerem intervenções especializadas – incluindo fonoaudiologia, terapia ocupacional, fisioterapia, ABA, intervenção de habilidades sociais, acessibilidade tecnológica, abordagens de educação especial, transição e planejamento para a vida adulta.[29]

Em geral, ao alcançar os 18 anos, os indivíduos com TEA recebem alta dos serviços de pediatria e passam a ser acompanhados por outros serviços, os quais nem sempre possuem especialização em autismo.[25] Há uma grande escassez de diretrizes para o tratamento de indivíduos com TEA na idade adulta.[27]

Nos Estados Unidos, indivíduos com TEA têm uma oferta maior de atenção à saúde e de programas específicos até a conclusão do ensino médio, mas após esse período é observada uma escassez dos programas. Existem algumas barreiras para a falta de serviços aos adultos com TEA, como o processo de transição dos serviços ofertados e os déficits na interação social e na comunicação, característicos do diagnóstico, que interferem na participação desses indivíduos nos novos programas.[24] Além dessas dificuldades, muitos adultos com diagnóstico de TEA e alto QI não se qualificam para vários dos programas.[24]

Embora as dificuldades de comunicação social façam parte das principais adversidades dos TEA, sendo o fonoaudiólogo o profissional que fornece intervenção e suporte para essas dificuldades,[9] é extremamente baixa a incidência de adultos que têm acesso a este tipo de intervenção na vida adulta. Um estudo[30] realizado nos Estados Unidos, cujo objetivo era produzir estimativas populacionais sobre as taxas de uso de serviços por jovens adultos com TEA nos primeiros anos logo após o ensino médio, constatou que somente 9,1% estavam em serviços de fonoaudiologia, 41,9% estavam em atendimento de manejo de casos e 39,1% não estavam frequentando nenhum serviço.

Além dos reduzidos estudos sobre as intervenções voltadas à comunicação social na vida adulta para indivíduos com TEA, pouco sabemos acerca das suas próprias experiências e opiniões sobre esses serviços.[9] Uma pesquisa entrevistou oito adultos com diagnóstico de TEA a respeito das intervenções de comunicação social que eles haviam realizado. Os entrevistados relataram cinco temas a respeito dessas intervenções: (1) a crença de que a intervenção era ineficaz e desnecessária; (2) a preferência por intervenções individuais; (3) a necessidade de mais prática no mundo real; (4) os desafios e os sucessos em relação às amizades; e (5) o desejo por uma compreensão mais neurotípica. Os autores sinalizaram a importância de se considerar as experiências e crenças desses indivíduos sobre esse tipo de intervenção.[9]

Conforme os indivíduos com TEA atingem a idade adulta, muitos deles continuam precisando, de alguma forma, da ajuda de seus pais, sendo que uma minoria deles vive de forma independente.[7] A independência nas AVDs está associada a resultados positivos de sucesso na vida adulta.[7]

Um estudo acompanhando crianças com TEA na adolescência e na vida adulta constatou que 47,7% dos indivíduos necessitaram de um nível maior de apoio.[31] Além deste, diversos estudos apontam que indivíduos adultos com TEA necessitam do suporte de cuidadores nas AVDs.[7,24,28,31] Assim, embora estudos mostrem que há melhorias em sintomas e comportamentos na vida adulta, o prejuízo no funcionamento adaptativo (ou seja, a habilidade necessária para viver de maneira independente conforme a sua idade) persiste na vida adulta.[24]

Indivíduos com TEA enfrentam desafios internos e externos para dominar as AVDs. Os desafios internos referem-se às características individuais das pessoas com TEA, como comprometimentos físicos, cognitivos, emocionais e psicossociais; desafios, estes, que contribuem para uma baixa motivação em apresentarem autonomia, principalmente em atividades de vida prática – como uso de transporte e manejo de dinheiro.[7]

Como muitos indivíduos com TEA permanecem morando na casa de seus pais, a necessidade de assistência nas AVDs é atribuída a esses pais, e tal necessidade de suporte contínuo para os filhos pode aumentar o nível de sobrecarga desses cuidadores.[7]

As intervenções na vida adulta devem abordar a autonomia e as dimensões de comunicação e preparação para emprego, além de melhorar a qualidade de vida desses indivíduos e de suas famílias.[27] As intervenções devem ser compostas, portanto, por uma equipe multidisciplinar.

Embora o TEA seja cada vez mais estudado e conhecido, ainda existem situações em que o diagnóstico é esquecido, geralmente em indivíduos com sintomas mais leves. Dessa forma, centros qualificados podem fornecer um local onde famílias e cuidadores possam buscar – e obter com segurança – avaliações precisas e recomendações para intervenções,[29] reforçando a importância dos serviços especializados para essa população.

A reabilitação, como tratamento não médico, pode ajudar essas pessoas.[20] O autismo na idade adulta é uma condição complexa que deve ser distinguida do TEA na infância e na adolescência.[27]

Em um estudo realizado em Portugal, cujo objetivo era identificar serviços para pessoas com autismo na vida adulta, pesquisadores constataram que a maioria dos indivíduos que frequentam esses serviços já estavam integrados nestas instituições desde a infância.[25]

Um estudo da área[27] propõe um modelo para melhor precisão diagnóstica de autismo na vida adulta e, consequentemente, para desenvolver reabilitação personalizada e programas de capacitação. Para estes pesquisadores, a transição para a idade adulta precisa ser construída por um programa específico para adultos, com um projeto personalizado para essa faixa etária.

Quando o indivíduo com TEA deixa a escola regular, é desejável que possa encontrar uma solução para desenvolver suas capacidades ou ter uma forma de ocupação.[25]

O emprego é um fator significativo que contribui para a identidade e a qualidade de vida de adultos com TEA. Uma vez que a prevalência de pessoas com TEA é alta, o número de adultos e adolescentes com este transtorno também tem sido mais relevante, colocando sob o olhar cuidadoso a idade produtiva destes indivíduos e a importância da atividade laboral em suas vidas. Há uma alta taxa de desemprego entre pessoas com TEA, e dificuldades típicas do quadro reforçam a dificuldade desses indivíduos em se manterem ou encontrarem um emprego, como déficits persistentes na comunicação social e interação, padrões de comportamentos restritos e estereotipados.[32]

Sabemos pouco sobre a melhor maneira de apoiar adultos com TEA a obter e se manter em um emprego, motivo pelo qual um estudo[32] buscou analisar as barreiras e os facilitadores para o emprego de adultos com TEA. Estes pesquisadores relacionaram, como barreiras, fatores individuais ou pessoais como nível de funcionamento, habilidades específicas do trabalho, facilitadores ambientais e aspectos do trabalho (treinamento profissional e *coaching* local). Outros comportamentos listados como barreiras à participação no trabalho foram estereotipias, comportamentos atípicos, automutilação e dificuldade sensorial, além da dificuldade com mudança de rotina e problemas de saúde mental. Barreiras no ambiente também foram citadas: carência de programas de apoio de longo prazo no local de trabalho, atitude negativa de empregadores, gerentes e colegas, o que aumentaria o nível de ansiedade nesses indivíduos.

A literatura sugere que profissionais que apoiam pessoas com TEA dentro do ambiente do trabalho, em um suporte de reabilitação fornecido por profissionais treinados, tornam o processo mais eficaz e duradouro.[32]

Os profissionais precisam se familiarizar com as necessidades dos indivíduos adultos com TEA para poderem oferecer o que eles mais precisam em termos de apoios e intervenções específicas, seja em nível de suporte em trabalho ou outros, a fim de garantir maior inserção possível na comunidade.[27]

Recentemente, uma relação entre alteração na modulação sensorial e sofrimento psicossocial na população geral foi estabelecida, e sabe-se que as dificuldades no funcionamento social em adultos com TEA estão associadas também a uma resposta exagerada a estímulos sensoriais, motivo pelo qual são necessárias intervenções baseadas em questões sensoriais para esses indivíduos.[28]

Um estudo realizado com terapeutas ocupacionais nos Estados Unidos – analisando a sua atuação com adultos com TEA – constatou que o perfil sensorial do adulto é a avaliação mais utilizada por esses profissionais, seguida da Medida Canadense de Desempenho Ocupacional.[24]

Outros pesquisadores também verificaram que os terapeutas ocupacionais americanos e australianos apresentam o foco das avaliações e intervenções nas questões sensoriais das pessoas com TEA. No Irã, a abordagem utilizada por 96,8% dos terapeutas foi de Integração Sensorial.[20]

Em estudo sobre o trabalho com adultos com TEA,[24] constatou-se que o foco de intervenção de 54% dos terapeutas ocupacionais era nas AVDs e na participação social, seguido por atividades instrumentais de vida diária, lazer, trabalho, educação, brincadeiras e higiene do sono. Como forma de monitorar a eficácia do trabalho, o maior *feedback* vinha dos cuidadores. A Integração Sensorial foi o modelo comumente identificado subjacente às decisões de tratamento, uma vez que, na atualidade, hipo ou hiper-reatividade são características diagnósticas de TEA,[1] mas os terapeutas ocupacionais reforçam a relevância de abordagens adicionais para suprir as necessidades dos adultos com TEA.[24]

Os terapeutas ocupacionais têm habilidades específicas para analisar fatores ocupacionais e ambientais, bem como para trabalhar com os indivíduos visando desenvolver habilidades e estratégias compensatórias ou, ainda, adaptar ambientes para que os indivíduos possam participar com maior êxito das ocupações.[26]

Outro tratamento que tem emergido na atualidade é o uso de tecnologias assistivas. A tecnologia tem oferecido um importante papel na reabilitação dos indivíduos, principalmente focando em sua autonomia. Ambientes podem ser adaptados às necessidades de usuários com sensores e atenuadores, câmeras ou sistemas domóticos. Além disso, há a robótica assistiva, que surgiu com o principal objetivo de promover o bem-estar e a independência das pessoas com deficiência, podendo ajudá-las em uma ampla gama de tarefas. Um dos desafios é a aceitação da tecnologia assistiva e o modo como essa tecnologia é percebida e recebida, devendo ter uma interação intuitiva com o usuário e não exigir um treinamento extensivo. Tais recursos são muito utilizados em conjunto com as terapêuticas de ABA e a fonoaudiologia dentro do autismo.[33]

Um estudo[28] que buscou avaliar a qualidade de vida de jovens adultos com TEA verificou que esses indivíduos apresentam menor índice de qualidade de vida quando comparados com a população geral. Fatores potenciais como comorbidades psiquiátricas, ansiedade, solidão e comportamentos de sensibilidade sensorial foram identificados. Tais achados auxiliam profissionais a atingir fatores e a focar nas demandas específicas de seus pacientes para intervenção.

Um estudo conduzido no Brasil[34] com o objetivo de identificar as perspectivas consideradas pelos familiares de adultos com TEA sobre instituições que se propõem a atender autistas na vida adulta investigou 67 famílias, tendo constatado que a maior parte dos adultos encontra-se em escola especial (38,98%). Os familiares ressaltaram a importância de as instituições oferecerem atendimento em tempo integral ao indivíduo com TEA, além de atividades físicas, culturais, de lazer e socialização, também preocupando-se em inserir a família. Ressaltam ainda a importância de um foco profissionalizante conforme a capacidade e o interesse dos indivíduos e de terapias multidisciplinares com a presença de profissionais qualificados.

As intervenções terapêuticas direcionadas para relacionamento interpessoal, habilidades sociais, dificuldades de modulação sensorial e comorbidades psiquiátricas são necessárias para melhorar a capacidade funcional e o bem-estar físico e psicológico dos indivíduos adultos com TEA, para que possam se adaptar à sociedade.[28]

A transição da infância para a vida adulta é um momento crítico, tanto para a pessoa com TEA como para a sua família, o que torna essencial uma reavaliação e o desenvolvimento de novos projetos direcionados a novas necessidades.[27]

CONSIDERAÇÕES FINAIS

Sabemos da variedade nos graus e no funcionamento das pessoas com TEA, o que impacta obviamente no tipo de reabilitação e no apoio necessário, que pode variar de um apoio leve a um apoio integral – talvez residencial. No entanto, é evidente a escassez de serviços oferecidos para essa população no Brasil e no mundo.

Há um aumento nas pesquisas e no interesse sobre a população de indivíduos com TEA, com o foco voltado principalmente para a infância. Ressalta-se, então, que o trabalho direcionado às crianças seja feito visando a uma vida adulta com maior autonomia, auxiliando na transição infância–adolescência e adolescência–vida adulta, incluindo apoio e suporte à família e às mudanças advindas dessa transição de fases (englobando direitos e deveres cíveis) até a oferta de serviços que claramente precisam ser ampliados. Faz-se urgente a conscientização no que se refere a auxiliar os adultos com TEA a alcançarem uma vida mais produtiva, funcional e feliz.

REFERÊNCIAS

1. American Psychiatric Association. Manual diagnóstico e estatístico de transtornos mentais: DSM-5. 5. ed. Porto Alegre: Artmed; 2014.

2. Magiati I, Tay XW, Howlin P. Cognitive, language, social and behavioural outcomes in adults with autism spectrum disorders: a systematic review of longitudinal follow-up studies in adulthood. Clin Psychol Rev. 2014;34(1):73-86.

3. van Schalkwyk GI, Volkmar FR. Autism spectrum disorders: challenges and opportunities for transition to adulthood. Child Adolesc Psychiatr Clin N Am. 2017;26(2):329-39.

4. Felix P. Acessibilidade atitudinal: uma contribuição da fonoaudiologia para pessoas com transtornos do espectro do autismo. In: Caminha VLP, organizadora. Autismo: vivências e caminhos. São Paulo: Blucher; 2016. p. 67-75.

5. Mota ACW. Alguns apontamentos sobre transtornos de espectro do autismo e acessibilidade atitudinal. In: Caminha VLP, organizadora. Autismo: vivências e caminhos. São Paulo: Blucher; 2016. p. 57-66.

6. European Agency for Development in Special Needs Education. Intervenção precoce na infância: análise das situações na Europa aspectos-chave e recomendações. Brussels: DG de Educação, Formação, Cultura e Multilinguismo da Comissão Europeia; 2005.

7. Marsack-Topolewski CN, Samuel PS, Tarraf W. Empirical evaluation of the association between daily living skills of adults with autism and parental caregiver burden. PLoS One. 2021;16(1):e0244844.

8. Parsons L, Cordier R, Munro N, Joosten A, Speyer R. A systematic review of pragmatic language interventions for children with autism spectrum disorder. PLoS One. 2017;12(4):e0172242.

9. Santhanam SP, Lynne EH. Perspectives of adults with autism on social communication intervention. Commun Disord Q. 2021;42(3):156-65.

10. Wetherby AM, Watt N, Morgan L, Shumway S. Social communication profiles of children with autism spectrum disorders late in the second year of life. J Autism Dev Disord. 2007;37(5):960-75.

11. Wetherby AM, Woods J, Allen L, Cleary J, Dickinson H, Lord C. Early indicators of autism spectrum disorders in the second year of life. J Autism Dev Disord. 2004;34(5):473-93.

12. Tager-Flusberg H, Kasari C. Minimally verbal school-aged children with autism spectrum disorder: the neglected end of the spectrum. Autism Res. 2013;6(6):468-78.

13. Iacono T, Trembath D, Erickson S. The role of augmentative and alternative communication for children with autism: current status and future trends. Neuro-psychiatr Dis Treat. 2016;12:2349-61.

14. Tager-Flusberg H, Paul R, Lord CE. Language and communication in autism. In: Volkmar F, Paul R, Klin A, Cohen DJ, editors. Handbook of autism and pervasive developmental disorder. 3rd ed. John Wiley & Sons; 2005. p. 335-64.

15. Kasari C, Paparella T, Freeman S, Jahromi LB. Language outcome in autism: randomized comparison of joint attention and play interventions. J Consult Clin Psychol. 2008;76(1):125-37.

16. Steinbrenner JR, Hume K, Odom SL, Morin KL, Nowell SW, Tomaszewski B, et al. Evidence-based practices for children, youth, and young adults with autism spectrum disorder. Chapel Hill: University of North Carolina; 2020.

17. Baer DM, Wolf MM. Some still-current dimensions of applied behavior analysis. J Appl Behav Anal. 1987;20(4):313-27.

18. Duarte CP, Schwartzman JS, Matsumoto MS, Brunoni D. Diagnóstico e intervenção precoce no transtorno do espectro do autismo: relato de um caso. In: Caminha VLP, organizadora. Autismo: vivências e caminhos. São Paulo: Blucher; 2016. p. 46-56.

19. Yu Q, Li E, Li L, Liang W. Efficacy of interventions based on applied behavior analysis for autism spectrum disorder: a meta-analysis. Psychiatry Investig. 2020;17(5):432-43.

20. Saneii SH, Karamali Esmaili S. Rehabilitation in autism spectrum disorder: a look at current occupational therapy services in Iran. Func Disabil J. 2019,2(1):54-63.

21. Schaaf RC, Mailloux Z. Clinician's guide for implementing Ayres sensory integration: promoting participation for children whit autism. Bethesda: US American Occupational Therapy Association; 2015.

22. Roley SS, Mailloux Z, Parham LD, Schaaf RC, Lane CJ, Cermak S. Sensory integration and praxis patterns in children with autism. Am J Occup Ther. 2015;69(1):6901220010.

23. Zerbo O, Qian Y, Ray T, Sidney S, Rich S, Massolo M, et al. Health care service utilization and cost among adults with autism spectrum disorders in a U.S. Integrated Health Care System. Autism Adulthood. 2019;1(1):27-36.

24. Ohl A, Schelly D, Brown D, Schulze N, Smith M, Davies B. A survey of occupational therapy services provided for adults with autism spectrum disorder. Open J Occup Ther. 2020;8(2):1-13.

25. Rasga C, Vicente AM, O que acontece quando as crianças com autismo crescem? Um estudo exploratório. Boletim Epidemiológico. 2017;6(Supl 9):24-8.

26. Orentlicher ML, Olson LJ. Transition from school to adult life for student with an autism spectrum disorder. In: Miller-Kuhaneck M, editor. Autism: a comprehensive occupational therapy approach. 2nd ed. Bethesda: American Occupational Therapy Association; 2004.

27. Keller R, Chieregato S, Bari S, Castaldo R, Rutto F, Chiocchetti A, et al. Autism in adulthood: clinical and demographic characteristics of a cohort of five hundred persons with autism analyzed by a novel multistep network model. Brain Sci. 2020;10(7):416.

28. Lin LY, Huang PC. Quality of life and its related factors for adults with autism spectrum disorder. Disabil Rehabil. 2019;41(8):896-903.

29. Bauman ML. Autism: multidisciplinary evaluation and treatment. The LADDERS model. Autism Dev Disord. 2020;18(3):22-7.

30. Shattuck PT, Orsmond GI, Wagner M, Cooper BP. Participation in social activities among adolescents with an autism spectrum disorder. PLoS One. 2011;6(11):e27176.

31. Steinhausen HC, Mohr Jensen C, Lauritsen MB. A systematic review and meta-analysis of the long-term overall outcome of autism spectrum disorders in adolescence and adulthood. Acta Psychiatr Scand. 2016;133(6):445-52.

32. Harmuth E, Silletta E, Bailey A, Adams T, Beck C, Barbic SP. Barriers and facilitators to employment for adults with autism: a scoping review. Ann Int Occup Ther. 2018;1(1):31-40.

33. Martinez-Martin E, Escalona F, Cazorla M. Socially assistive robots for olders adults and people with autism: overview. Electronics. 2020;9(2):367.

34. Rosa FD, Matsukura TS, Squassoni CE. Escolarização de pessoas com Transtorno do espectro autista (TEA) em idade adulta: relatos e perspectivas de pais e cuidadores de adultos com TEA. Cad Bras Ter Ocup. 2019;27(2):302-16.

RESIDÊNCIA PROTEGIDA E AUTISMO 13

ANA PAULA CHACUR IGNOTI

PONTOS-CHAVE

- A relação entre infraestrutura/investimentos no Brasil e no mundo.
- No Brasil, há legislação específica que garante moradia para indivíduos autistas; no entanto, ainda carece de especificações que atendam às demandas dessa população em seus diferentes níveis de suporte.
- As políticas públicas brasileiras de saúde e educação voltadas para a população autista pouco efetivam programas voltados ao treinamento tanto dos autistas como de seus cuidadores, para o ensino de uma vida adulta com maior autonomia e independência.
- Neste capítulo, residência protegida é entendida como aquela que é estruturada com o objetivo de reduzir significativamente os riscos de acidentes domésticos, bem como promover a autonomia nas atividades da vida diária e o sentimento de pertencimento ao espaço.
- A arquitetura e o design têm relevante papel nas residências protegidas e propõem que o projeto considere os perfis sensoriais, cognitivos e motores para que o ambiente doméstico, além de propor bem-estar físico e emocional, também seja um coadjuvante no desenvolvimento diário do indivíduo.
- As diretrizes mínimas arquitetônicas para as demandas do indivíduo autista devem levar em conta suas especificidades, considerando o seu nível de suporte para a realização do programa das atividades de vida diária.
- A aplicabilidade físico-funcional das diretrizes prevê tanto as necessidades físicas do ambiente como as de uma equipe de profissionais de apoio.

Nas duas últimas décadas, arquitetos, *designers* e pesquisadores das mais variadas áreas têm se dedicado a compreender, por meio da neurociência, como seriam os espaços pensados para indivíduos autistas, em especial nos continentes americano e africano. A arquiteta e pesquisadora Magda Mostafa, do Cairo, no Egito,[1] foi precursora e responsável por uma das maiores contribuições acadêmicas em pesquisas baseadas em evidências científicas voltadas à arquitetura e ao *design* para o autismo no mundo.

Em 2013, o escritório de arquitetura americano Leddy Maytum Stacy Architects (de São Francisco, na Califórnia) apresentou um projeto para uma comunidade de adultos autistas. Intitulada Sweetwater Spectrum, a organização sem fins lucrativos foi fundada em 2009 por um grupo de famílias com o objetivo de criar habitações de alta qualidade e longo prazo para adultos com autismo. A comunidade foi projetada para lidar com toda a gama de necessidades de indivíduos com transtornos do espectro autista (TEA), maximizando o desenvolvimento e a independência dos seus moradores.[2]

Tal modelo de habitação coletiva, considerando seus aspectos e diretrizes arquitetônicas, tem por objetivo impactar positivamente o morar com autonomia, embora não descarte a necessidade de uma equipe multidisciplinar de apoio. O modelo é fantástico para a realidade econômica, social e – sobretudo – organizada do estado de Sonoma, nos Estados Unidos, consistindo em um investimento de milhões de dólares que envolveu pesquisas científicas do Stardust Center e da Escola de Arquitetura da Universidade Estadual do Arizona.[3] É algo que nos desafia muito quando voltamos nosso olhar para a realidade de atendimento, acompanhamento e assistência ao autismo em nosso país.

No Brasil, leis específicas como a Lei de Proteção à Pessoa com Transtorno do Espectro Autista (Lei nº 12.764/2012)[4] e a Lei Brasileira de Inclusão (LBI) (Lei nº 13.146/2015)[5] garantem o direito a moradias. Porém, a Lei nº 12.764[6] não especifica qual o tipo de moradias: se protegidas, assistidas ou independentes. Já a LBI as especifica como "residências inclusivas" – um programa social que pode abrigar até 10 moradores[7] com deficiência em situação de vulnerabilidade social ou após a morte de seus cuidadores diretos (uma problemática que preocupa muitas famílias), entretanto, com diretrizes arquitetônicas mínimas e que, pensando nas características do autismo, não atendem às suas necessidades.

Diferentemente dos Estados Unidos, o Brasil não incorporou, no sistema público de saúde ou educação, programas de intervenção baseados em evidências científicas (análise do comportamento aplicada) para o autismo, ou ainda a capacitação de pais e cuidadores para o ensino de uma vida adulta com maior autonomia e independência de pessoas autistas. Esse fato traz maior complexidade na hora de planejarmos um programa de residências protegidas.

Portanto, não temos a pretensão de apresentar, aqui, um modelo determinante do que seria uma residência protegida para um espectro tão variado em um país que ainda caminha lentamente na valorização do diagnóstico e da intervenção precoces dessa população, isso sem mencionar a falta de investimento existente no sistema de saúde mental.

O objetivo deste capítulo é apresentar uma possibilidade arquitetônica físico--funcional viável e relevante a ser considerada, com base na nossa cultura política, econômica e social. Aqui apresentamos diretrizes arquitetônicas norteadoras quanto à concepção, à funcionalidade e ao impacto do espaço no adulto autista – considerando o nível de funcionalidade do indivíduo que irá habitar essa residência –, além da premissa da segurança da sua integridade física por meio da materialidade do ambiente construído. É justamente neste sentido que falaremos de "protegidas": com o objetivo de reduzir significativamente os riscos de acidentes domésticos, de promover autonomia nas atividades da vida diária e sentimento de pertencimento ao espaço.

Trata-se de uma proposta interdisciplinar de arquitetura, psicologia e outros campos de conhecimento que unem o estudo do espaço, do cérebro e do comportamento autista. Para isso, entre outros autores, Temple Grandin é nosso referencial: pesquisadora e autista de alto funcionamento, Grandin é capaz de nos relatar e evidenciar em seus artigos como esse indivíduo processa as informações e, consequentemente, como percebe o espaço.[8] Fundamentamo-nos também na arquitetura dos sentidos de Juhani Pallasmaa[9] e na arquitetura sensorial de Juliana Duarte Neves;[10] ambas possibilitam, nesse capítulo, uma discussão transdisciplinar com o intuito de promover o bem-estar e a segurança para o adulto autista dentro do que sugerimos ser uma residência protegida.

RESIDÊNCIA PROTEGIDA

A definição de "residência protegida" depende muito do tipo de proteção a que estamos nos referindo: pode ser uma proteção quanto à integridade física do indivíduo no espaço, uma proteção psíquica (sentimento de proteção promovido pelo espaço) ou ainda uma proteção gerada por outros indivíduos e leis. O adjetivo "protegida" significa proteção ou resguardo de potenciais perigos; abrigada, defendida – casa protegida.

Como estamos nos referindo a um espectro, são os níveis de funcionalidade do indivíduo autista que nos dirão o quanto ele pode colocar-se em perigo no aspecto físico (p. ex., auto ou heteroagressividade, ausência de medo, agitação motora, etc.). Assim sendo, vamos considerar a pirâmide de Abraham Maslow (Fig. 13.1)[11] – a hierarquia das necessidades humanas – que, de acordo com as autoras do livro *Designing for autism spectrum disorders*,[12] é um dos conceitos da interação humano–ambiente a ser considerado em relação ao *design* de espaços para pessoas autistas. Essa hierarquia das necessidades humanas nos aponta a importância da segurança como base para todo e qualquer ser humano, além de identificar as várias necessidades que motivam o comportamento humano.

A RELAÇÃO DOS SENTIDOS E O ESPAÇO

Para a arquiteta e pesquisadora Juliana Duarte Neves,

> [...] a percepção é o processo que registra e interpreta as informações sensoriais do ambiente, atuando como filtro. Assim, o espaço em que estamos, qualquer que seja ele, nos oferece uma multiplicidade de estímulos, mas que não é possível registrar e processar cada um deles isoladamente. É nesse momento que a percepção os separa, repassando os estímulos filtrados aos nossos sentidos.[10]

Segundo Ieda Janete Rodrigues e Francisco B. Assumpção Jr., em *Constituição de espaço e autismo*[13] – obra que reúne estudos e análises sobre o processamento das informações na percepção dos objetos e espaços, considerando as teorias compreensivas, cognitivas e neuropsicológicas:

> No autismo haveria uma alteração no processamento da informação em vários níveis (perceptual, visuoespacial e semântico-verbal) que resultaria em um processamento centrado em detalhes em detrimento do contexto global, que explicaria a preocupação do autista com partes e sua resistência a mudanças.[13]

Originalmente traria explicações até mesmo para algumas habilidades específicas.[14]

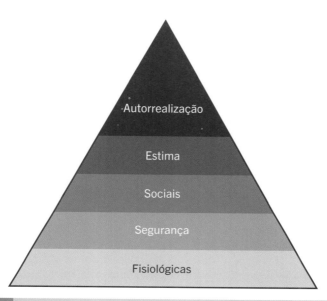

FIGURA 13.1 PIRÂMIDE DE MASLOW: A HIERARQUIA DAS NECESSIDADES HUMANAS.
Fonte: Maslow.[11]

Logo, podemos concluir aqui a complexidade na elaboração do espaço para o autista considerando seus aspectos sensoriais e sua percepção, uma vez que é importante criar uma atmosfera harmônica para que ele perceba o espaço como um todo, e não em partes. Para isso, o sistema visual será nosso ponto focal a fim de facilitar a identificação do espaço do indivíduo autista, ficando os demais sistemas como pontos que poderemos usar para proporcionar conforto ambiental. Apresentamos esses sistemas – resumidamente – de acordo com o que propõe Juliana Neves em "Sobre sentidos: uma abordagem projetual",[15] fazendo uma correlação com as diversas características sensoriais autistas já descritas na literatura. Isso é fundamental para avançarmos nos aspectos físicos e funcionais que sugerem uma residência protegida ou um programa de residências.

Ainda de acordo com Juliana Neves, James Jerome Gibson foi o psicólogo americano responsável pelas maiores contribuições aos estudos das percepções visuais no século XX, entendendo os sentidos como sistemas perceptivos e separando-os em cinco: paladar–olfato, háptico, básico de orientação, auditivo e visual.

- **SISTEMA PALADAR-OLFATO** – "De todos os sentidos, nenhum parece ter caráter mais social do que o do paladar".[10] A arquiteta Upali Nanda traz um dado importante e muito valioso ao pensarmos na setorização do projeto de residência para autistas: de 0 a 1 metro de distância, somos capazes de sentir odores íntimos, e de 2 a 3 metros de distância, podemos sentir apenas odores fortes como de peixe podre.[10] Isso nos leva a concluir sobre a relevância da localização da cozinha, do refeitório e do sistema de exaustão no projeto, já que parte da população autista apresenta hipersensibilidade olfativa, dificuldades nas interações sociais e seletividade alimentar.

- **SISTEMA HÁPTICO** – Esse sistema se refere ao toque; para os gregos, significa tocar, pegar; já na língua inglesa, tem um significado amplo, caracterizado por "sentido do tato". Segundo Gibson, o sistema háptico é responsável por identificarmos a temperatura dos objetos em que tocamos de forma ativa (p. ex., ao tocarmos a maçaneta da porta, conseguimos sentir sua superfície fria).[10] Upali Nanda considera o tato o mais íntimo dos sentidos, podendo ter o menor alcance e o mais íntimo envolvimento.[10]

  Aqui vale lembrar que "toque" pode ser algo aversivo para a pessoa autista por diversos fatores. Grandin nos conta – em sua biografia no filme *Temple Grandin*, de 2010[16] – sobre sua dificuldade com o toque e, ao mesmo tempo, sua curiosidade de saber como era sentir um abraço, por exemplo. Isso deu origem à sua invenção mais famosa, "a máquina do abraço", uma substituição do abraço humano em que ela não tivesse que lidar com a temperatura, o cheiro e a textura de outro corpo e ainda pudesse controlar a intensidade desse abraço mecânico.

  Já o arquiteto Juhani Pallasmaa acredita que o sistema háptico nos conecta com o restante do corpo (dar a percepção do seu corpo no espaço é algo muito relevante para o indivíduo autista apropriar-se do ambiente).[9]

  A temperatura dos objetos e a umidade do ar são percebidas pela nossa pele.[10] Portanto, esse é um ponto importante para quando falarmos da materialidade do espaço, ou seja, dos tipos de materiais e revestimentos mais adequados à residência protegida.

- **SISTEMA BÁSICO DE ORIENTAÇÃO** – É o sistema responsável pelo nosso equilíbrio, pois estabelece a relação entre o plano horizontal e a nossa postura vertical. É nessa relação que vamos mensurar o ambiente, verificando sua grandeza e a escolha do trajeto a ser percorrido. Aqui podemos reforçar, com base na arquitetura dos sentidos, a importância de pensarmos em comunicações e pistas visuais para que o indivíduo autista identifique ou oriente-se por esses caminhos dentro, por exemplo, de um conjunto residencial protegido. Para o arquiteto e *designer* Álvaro Guilhermo, quando apresentamos um foco de luz em ambientes escuros, motivamos as pessoas a se deslocarem naquela direção, considerando que o sistema básico de orientação precisa de suporte visual.[10] Luzes artificiais precisam ser bem estudadas, sendo necessário pensarmos em luz e sombra e em seu máximo aproveitamento natural, que contribui muito para uma devida acomodação sensorial e para a orientação do ciclo circadiano da pessoa autista ao ambiente onde irá habitar.

- **SISTEMA AUDITIVO** – Esse é o sistema responsável não apenas pela nossa escuta, mas também por nos direcionar por meio dos sons e por sermos capazes de detectar os barulhos da natureza no ambiente.[10] Portanto, podemos propor em projeto a criação de percursos naturais harmônicos e protegidos em espaços sociais e/ou de lazer em um conjunto residencial protegido – é o "guiar pelo ouvido" de Pallasmaa[9] associado ao "ambiente estruturado por pistas visuais" sugerido por Maria Elisa Fonseca e Juliana Ciola.[17]

- **SISTEMA VISUAL** – Conforme Juliana Neves,[10] a visão, desde a Antiguidade, é o sentido no qual o homem mais confia. Temple Grandin diz:

> Eu achava que todos pensavam por imagens... Àquela altura da vida eu já fazia desenhos arquitetônicos há muitos anos... O que eu não pensava era: eu posso fazer este tipo de desenho porque caminhei pelo quintal e memorizei cada detalhe, gravei as imagens no cérebro como um computador e recuperei as imagens necessárias. Posso fazer este tipo de desenho porque sou uma pessoa com autismo.[8]

Logo, pensar em um projeto que estimule mais ou estimule menos essa habilidade é algo desafiador e ao mesmo tempo interessante.

A MATERIALIDADE APLICADA AO ESPAÇO RESIDENCIAL

Para falar da materialidade do espaço residencial protegido que se sugere ao indivíduo autista, vamos partir de dois conceitos importantes: o pensamento concreto que Temple Grandin nos apresenta[16] e a percepção tátil de Pallasmaa, que defende o emprego de materiais naturais como madeira, pedra, tijolo e barro na arquitetura[9] – o que faz muito sentido para a percepção concreta de um cérebro que, sensorialmente, processa diferente. Portanto, ao especificarmos revestimentos e acabamentos para o ambiente, é importante que esses sejam de fato fidedignos à sua imagem (p. ex., um piso de madeira, e não uma cerâmica com acabamento que imite a madeira). Para que a materialidade promova conforto e auxilie na segurança, sugerimos o seguinte:

- **PISOS** – Para áreas secas íntimas e sociais, como quartos e salas, são preferíveis pisos de madeira, a fim de proporcionar baixo ruído às pisadas e menor impacto no caso de quedas. Para áreas molhadas, como banheiros, são preferíveis os pisos cerâmicos, observando suas características técnicas quanto a densidade, ruído e durabilidade. Além disso, são preferíveis materiais sem (ou com poucos) elementos decorativos geométricos, visto que podem oferecer padrões de repetições e reforçar uma fixação visual. Também são aconselháveis cerâmicas foscas a fim de evitar reflexos, como ocorre quando se utilizam acabamentos do tipo brilho ou semibrilho. O mesmo vale para áreas molhadas voltadas a serviços e execução de tarefas mais complexas, como cozinhas e lavanderia, onde é necessário manter o foco de atenção.

- **PAREDES** – Recomendamos uma atenção especial à escolha de cores de acordo com a área e o uso. Para áreas íntimas, sugerimos o uso de cores mais frias e que proponham relaxamento, a fim de evitar o estímulo e a agitação psicomotora. A preferência é por tintas sem cheiro e de acabamento fosco. Para áreas de serviço e preparo, como a cozinha, podem ser usados revestimentos cerâmicos que evitem elementos decorativos geométricos, conforme citado antes para os banheiros. Sugerimos revestimentos do tipo almofadados, emborrachados ou do gênero no perímetro de paredes das áreas íntimas e sociais (quartos e salas) da unidade residencial; uma faixa acima de 1,40 m – em especial na área de cabeceiras e laterais de cama – é suficiente para amenizar impactos em crises de autoagressão, no caso de autistas de baixo funcionamento.

- **TETOS** – É interessante que haja pontos de iluminação indireta e/ou dimerizadas com lâmpadas incandescentes, que proporcionam maior conforto visual e acústico ao indivíduo autista; dependendo do seu perfil sensorial, este pode ser impactado negativamente (p. ex., perdendo foco de atenção ou até desencadeando uma agitação psicomotora) pelo zumbido e pelo piscar de lâmpadas fluorescentes. Outro aspecto importante são os ventiladores de teto e outros objetos que giram, visto que podem promover fixação visual ou uma experiência negativa no espaço devido ao ruído. Conforme Henry,[18] pesquisador e autor de diversos artigos sobre arquitetura para autismo (sendo um deles "Projetando para o autismo: iluminação"), pesquisadores afirmam que indivíduos autistas são mais vulneráveis à cintilação subvisível da iluminação fluorescente, o que pode causar dores de cabeça, fadiga ocular e aumento de comportamento repetitivo.[18]

- **PORTAS E JANELAS** – Para portas externas, a madeira oferece melhor isolamento acústico em relação aos demais materiais, como alumínio, vidros, etc. A automatização, com a abertura por meio de sensores em vez de chaves, pode facilitar a abertura e o fechamento. Já as portas internas de correr otimizam o espaço e também facilitam o manuseio, principalmente se não existir um refinamento da motricidade das mãos. A especificação da estrutura do material das janelas vai depender muito da região (p. ex., urbana, litorânea, serrana) em razão da manutenção e durabilidade. As portas de correr oferecem um manuseio menos elaborado do ponto de vista motor, e as do tipo *bay window* podem oferecer o recuo necessário para adequar um espaço de escape/acomodação sensorial. O que de fato importa nas instalações de janelas é a escolha dos vidros: a preferência é pelos que ofereçam maior resistência a impactos e melhor acústica. Vidros temperados também oferecem maior segurança, pois produzem pontas e bordas menos cortantes quando quebram. Já os vidros duplos oferecem melhor isolamento acústico, pois são separados por uma camada de ar ou gás, reduzindo a propagação de sons. Telas de proteção também podem ser um equipamento instalado para oferecer segurança em pavimentos superiores ao térreo, bem como o fechamento de áreas avarandadas com vidro, no caso de casas do tipo sobrado ou apartamentos.

A IMPORTÂNCIA DO CONFORTO AMBIENTAL

Como recém-descrito, as sensações do espaço e suas atribuições impactam de forma considerável na dinâmica social do indivíduo autista. Isso também inclui o conforto termoacústico. Ambientes com temperatura equilibrada, sons e iluminação – natural e artificial – controlada, tendem a trazer maior conforto ao indivíduo. Portanto, além do controle mecânico de temperatura, é necessário um ambiente que tenha ventilação cruzada, fachadas orientadas com aberturas para leste e elementos arquitetônicos que possibilitem a filtragem dessa luz, como brises, anteparos e bloqueadores solares de formas variadas.

O controle do som também se faz necessário; segundo Pallasmaa, ao contrário da visão, que é direcional, o som é onidirecional e cria uma experiência de interioridade. Ainda conforme o arquiteto, "a audição estrutura e articula a experiência e o entendimento do espaço".[9] Logo, supõe-se que o controle do som traz dinâmicas e sensações variadas para o indivíduo.

A IMPORTÂNCIA DAS CORES

Segundo diversos estudos e teorias, as cores impactam direta e indiretamente em nossas emoções. Eva Heller pesquisou, para a publicação de seu livro, duas mil pessoas de variadas áreas profissionais na Alemanha; ela concluiu que as cores e os sentimentos não se correlacionam aleatoriamente nem agradam individualmente, mas resultam das vivências de nossa infância, eternizadas por nossa linguagem e nosso pensamento.[19] Thais Malheiros Assumpção nos apresenta outros teóricos que dizem o seguinte: "Atualmente sabe-se que as cores podem afetar nossas emoções e despertar sensações diversas".[20] Já Ronald Góes indica que o uso de cores distintas para diferentes atividades auxilia a orientação de autistas em um espaço terapêutico: "Cores quentes, como o roxo e o laranja, se associam em atividades dinâmicas, enquanto cores relaxantes, como verde e azul, são mais apropriadas para ambientes destinados ao repouso".[21]

A IMPORTÂNCIA DA PREVISIBILIDADE E ORGANIZAÇÃO DO ESPAÇO

Fonseca e Ciola nos apresentam, na obra *Vejo e aprendo*, a importância de um ambiente estruturado para a aprendizagem do aluno autista, mostrando-nos um programa que propõe previsibilidade e organização na realização das tarefas ao longo da vida.[17] Consequentemente, tal ambiente pode auxiliar os adultos com autismo na aprendizagem e realização das tarefas em sua rotina de vida diária dentro de suas residências.

Para boa parte da população autista, a previsibilidade das rotinas ajuda a reduzir o nível de ansiedade e as possíveis crises de agitação dela decorrentes.

Mapas táteis da planta baixa da unidade ou do conjunto residencial protegido também podem ser um apoio visual-tátil e ajudar na identificação e no reconhecimento dos espaços.

A organização e a identificação de objetos e/ou utensílios domésticos por imagens e palavras e/ou números podem auxiliar no seu reconhecimento e manuseio (p. ex., figuras fixadas por velcros, enumerando e apontando o que há em gavetas e armários). Quadros de rotinas e horários que sequenciem o preparo de alimentos, as etapas do banho (autocuidado e higiene pessoal), a limpeza da casa, etc., fixados nas suas respectivas áreas e/ou ambientes, podem auxiliar na realização das tarefas, sejam estas apoiadas ou não por um cuidador, a depender do nível de funcionalidade do indivíduo.

ASPECTOS ARQUITETÔNICOS RELEVANTES PARA UMA UNIDADE DE RESIDÊNCIA

Diante do que foi exposto até aqui, podemos sugerir alguns aspectos arquitetônicos relevantes na hora de realizar um projeto destinado à população autista. Em primeiro lugar, para elaborar o programa de necessidades, é preciso conhecer o perfil sensorial e neuropsicológico do indivíduo, pois isso nos ajudará a entender quais são os canais sensoriais com maior impacto sobre ele, assim como quais as suas habilidades emocionais, físicas e cognitivas, além de identificar uma possível comorbidade que interfira diretamente na sua capacidade motora e intelectual.

Em segundo lugar, a localização da implantação deve valorizar o conforto ambiental e o perímetro urbano de uma forma que favoreça a proximidade com uma rede de apoio em saúde, educação, assistência, cultura e lazer. A preferência é por lotes com vias de baixo fluxo de automóveis, a fim de promover maior segurança ao transitar pelo entorno, bem como reduzir o nível de estresse provocado pela poluição sonora, como a produzida por buzinas.

Com relação ao volume da unidade, para fins de identificação e percepção da edificação na quadra de implantação, é importante que algum elemento na fachada a diferencie discretamente das demais – como janelas circulares ou do tipo *bay window*, ou ainda um jardim na entrada principal mais recuada.

Quanto à planta livre, é importante haver previsibilidade do espaço e construção da sua identidade em relação ao espaço ao longo do tempo, estimulando o desenvolvimento do sentimento de pertencimento.

Outro ponto importante é a especificação dos materiais com vistas à segurança e ao conforto, bem como a especificação do mobiliário a fim de possibilitar a realização de tarefas e reduzir o risco de acidentes domésticos. Móveis fixos às paredes e sem quinas retas (o que chamamos de "quinas vivas") oferecem maior segurança.

Também são importantes os espaços de escape, isto é, pequenos compartimentos secos ou molhados que promovam acomodações sensoriais. Tais espaços de escape consistem em áreas que promovam relaxamento, tranquilidade e regulação sensorial, podendo variar desde um canto próximo à janela com peitoril baixo e um grande pufe sensorial (daquele tipo em que, ao sentarmos, afundamos e temos a sensação de ninho, de abraço) a um ofurô (pequena banheira que proporciona um banho em posição fetal, o que pode favorecer a propriocepção) para banhos de imersão, estes capazes de promover o relaxamento do tônus muscular por determinado tempo em razão da temperatura da água. Espaços em que a iluminação, a acústica, o mobiliário e cores compõem esse ambiente.

Por fim, um aspecto de grande relevância é a biofilia (palavra hoje popularizada, cuja origem significa "amor à vida"), com vistas à conexão com a natureza e à promoção de bem-estar. Essa proximidade com a natureza também vai ajudar na regulação do ciclo circadiano.

ASPECTOS FÍSICOS E FUNCIONAIS PARA UM PROGRAMA MÍNIMO

A setorização dos espaços (Fig. 13.2) é fundamental para auxiliar o indivíduo na transição dos ambientes e na realização das suas tarefas de vida diária – inclusive para aquisição de habilidades a elas relacionadas –, bem como o *design* do mobiliário, sua funcionalidade e instalação.

Com relação à **estrutura física** de um programa de residência protegida para autistas, sugerimos o seguinte:

- **APARTAMENTOS MODULARES DE 1 E 2 DORMITÓRIOS** – Sugerimos duas tipologias modulares (Fig. 13.3): uma de aproximadamente 48 m², para atender autistas de baixo funcionamento que irão necessitar de apoio integral; e outra de cerca de 60 m², para autistas de alto funcionamento que irão necessitar de apoio parcial ou nenhum apoio, podendo dividir sua residência com outros indivíduos.

- **COZINHA E LAVANDERIA COMPARTILHADAS** – Para uso de residentes, terapeuta ocupacional, nutricionista e auxiliar de cozinha.

- **ESPAÇO PARA ATIVIDADES FÍSICAS** – Importante para o incentivo à autoestima.

AUTISMO NO ADULTO

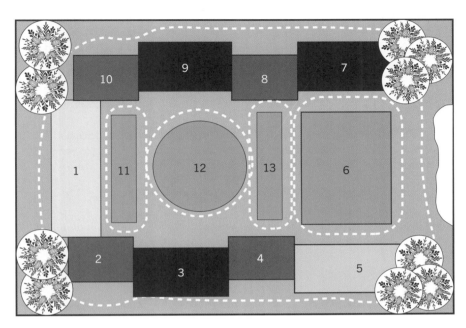

Planta baixa sugerida — setorização   sem escala

1: Administração / vestiários / salas de reunião e orientação

2, 4, 8 e 10: Apartamentos de 1 dormitório

3, 7 e 9: Apartamentos de 2 dormitórios

5: Cozinha e lavanderia

6: Pátio para refeições

12: Horta

13: Espaço sensorial

☐ Administrativo
■ Íntimo – apto. 1
■ Íntimo – apto. 2
☐ Compartilhado
■ Social / Vida diária
☐ Contemplação

FIGURA 13.2 SETORIZAÇÃO DOS ESPAÇOS PARA UM PROGRAMA DE RESIDÊNCIA PROTEGIDA.

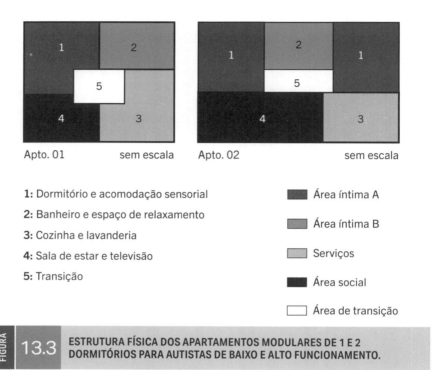

FIGURA 13.3 ESTRUTURA FÍSICA DOS APARTAMENTOS MODULARES DE 1 E 2 DORMITÓRIOS PARA AUTISTAS DE BAIXO E ALTO FUNCIONAMENTO.

- **JARDIM E HORTA** – Essenciais para a integração dos residentes com a natureza.

- **SALA DE ADMINISTRAÇÃO** – Destinada aos profissionais administrativos.

- **SALA DE ORIENTAÇÃO** – Destinada aos profissionais de psicologia, nutrição ou terapia ocupacional.

- **VESTIÁRIOS** – Espaços destinados para vestimenta e banho nas trocas de turnos da equipe de apoio (diurna e noturna).

- **PORTARIA** – Espaço destinado ao profissional de segurança.

A fim de garantir a **funcionalidade** dessa moradia, uma equipe de apoio é necessária, sugerindo-se o seguinte:

- **CUIDADORES** – Profissionais para auxiliar com alimentação, higiene pessoal e autocuidado dos residentes.

- **AUXILIARES DE LIMPEZA** – Profissionais para manter a higiene das unidades residenciais para os indivíduos que não adquiriram essa habilidade.

- **AUXILIARES DE COZINHA** – Profissionais para realizar o preparo e cozimento dos alimentos e o suporte necessário à equipe de apoio.

- **TERAPEUTA OCUPACIONAL** – Profissional para elaborar e coordenar o programa de aquisição de habilidades para a vida diária, de modo a obter autonomia. Um exemplo é a promoção de habilidades para que o indivíduo possa se alimentar sem auxílio.

- **NUTRICIONISTA** – Profissional para auxiliar na elaboração do cardápio do grupo ou do indivíduo de baixo funcionamento.

- **PSICÓLOGO** – Profissional para orientar, estimular e mediar relações sociais, orientação sexual e outras necessidades do indivíduo ou grupo.

- **PESSOAL ADMINISTRATIVO** – Profissionais para organização financeira e funcional da residência protegida.

- **JARDINEIRO** – Profissional responsável pela função de ensinar o ofício da jardinagem e o cultivo de legumes e verduras para o consumo próprio do grupo.

- **PORTEIRO** – Profissional para realizar o controle de acesso e o recebimento de correspondências, bem como outras demandas locais.

Embora os espaços de cultura e lazer sejam de suma importância para a formação e sustentação desse indivíduo, sugere-se que estes não estejam no programa arquitetônico do edifício por serem espaços oferecidos pelo meio vivente – a cidade. É necessário que o indivíduo autista frequente a cidade, usufrua do espaço público e das dinâmicas da urbanidade, gerando trocas sociais, experiências de vida e conhecimento. Nesse caso, a comunidade próxima deve conhecer e se aproximar do indivíduo, assim desmistificando pressuposições e tornando-se aliada na sua evolução cotidiana. Supõe-se que estar nesse meio urbano, mas ao mesmo tempo próximo à rede de apoio, possa garantir "proteção" a essas pessoas. Dinâmicas reais e, ao mesmo tempo, assistidas – de forma a apresentá-lo a um universo variado, porém, de certa maneira, controlado por um sistema de "rede" comunitária que identifica e entende o indivíduo com TEA, acolhendo e conhecendo suas habilidades e limitações – podem ajudar na sua inserção e evolução na sociedade.

REFERÊNCIAS

1. Magda Mosfata [Internet]. New Cairo: The American University in Cairo; 2016 [capturado em 12 jan. 2023]. Disponível em: https://www.aucegypt.edu/fac/magdamostafa.

2. Leddy Maytum Stacy Architects. Comunidade sweetwater spectrum [Internet]. ArchDaily Brasil; 2014 [capturado em 12 jan. 2023]. Disponível em: https://www.archdaily.com.br/br/01-169110/comunidade-sweetwater-spectrum-slash-lms-architects.

3. Inova Social. Cidades acessíveis: como elas verdadeiramente devem ser [Internet]. Brasília: Inova+; 2018 [capturado em 12 jan. 2023]. Disponível em: https://inovasocial.com.br/inova/cidades-acessivel/.

4. Brasil. Presidência da República. Lei nº 12.764, de 27 de dezembro de 2012. Brasília: DOU; 2012.

5. Brasil. Presidência da República. Lei nº 13.146, de 6 de julho de 2015. Brasília: DOU; 2015.

6. Brasil. Presidência da República. Lei nº 12.764, de 27 de dezembro de 2012. Brasília: DOU; 2012.

7. Neris MM, Lima NM. Residências inclusivas: perguntas e respostas. Brasília: Sistema Único de Assistência Social; 2016.

8. Grandin T, Panek R. O cérebro autista: pensando através do espectro. 8. ed. Rio de Janeiro: Record; 2018.

9. Pallasmaa J. Os olhos da pele: a arquitetura e os sentidos. Porto Alegre: Bookman; 2011.

10. Neves JD. Arquitetura sensorial: a arte de projetar para todos os sentidos. Rio de Janeiro: Mauad X; 2017.

11. Maslow AH. Motivation and personality. 3rd ed. New York: Medicine & Health Science; 1987.

12. Gaines K, Bourne A, Pearson M, Kleibrink M. Designing for autism spectrum disorders. Abington: Routledge; 2016.

13. Rodrigues IJ, Assumpção Jr FB. Constituição de espaço e autismo. São Paulo: Atheneu; 2015.

14. Assumpção Jr FB, Kuczynski E. Autismo infantil: novas tendências e perspectivas. 2. ed. Rio de Janeiro: Atheneu; 2015. p. 186-7.

15. Neves JD. Sobre sentidos: uma abordagem projetual. In: Neves JD. Arquitetura sensorial: a arte de projetar para todos os sentidos. Rio de Janeiro: Mauad X; 2017. p. 35-91.

16. Temple Grandin [filme]. Direção: Mick Jackson. New York: HBO Films; 2010.

17. Fonseca MEG, Ciollla JCB. Vejo e aprendo: fundamentos do programa TEACCH: o ensino estruturado para pessoas com autismo. 2. ed. Ribeirão Preto: Book Toy; 2016.

18. Henry CN. Designing for autism: lighting [Internet]. New York: ArchDaily; 2011 [capturado em 12 jan. 2023]. Disponível em: https://www.archdaily.com/177293/designing-for-autism-lighting.

19. Heller E. A psicologia das cores: como as cores afetam a emoção e a razão. São Paulo: Gustavo Gili; 2013.

20. Assumpção Jr FB, Kuczynski E. Situações psicossociais na infância e adolescência. 2. ed. Rio de Janeiro: Atheneu, 2019.

21. Góes R. Manual prático de arquitetura para clínicas e laboratórios. São Paulo: Blucher; 2010.

LEITURA RECOMENDADA

ASPECTSS* Architecture for autism [Internet]. London; c2015 [capturado em 12 jan. 2023]. Disponível em: https://www.autism.archi/.

ADULTO E IDOSO AUTISTAS: PERSPECTIVAS 14

CLÁUDIA AGUIAR
FRANCISCO B. ASSUMPÇÃO JR.

PONTOS-CHAVE

- O autismo na idade adulta e a dificuldade de diagnóstico nessa fase da vida.
- Como o indivíduo autista se torna adulto e envelhece.
- O diagnóstico de TEA na vida adulta requer atenção especial.
- A vida civil tanto EM pessoas com TEA e inteligência normal como em pessoas com TEA e DI em qualquer nível.
- No autismo, a frequência de comorbidades é grande, talvez pela própria abrangência atual do conceito.
- É importante estar atendo às comorbidades psiquiátricas e não psiquiátricas no TEA.

O transtorno do espectro autista (TEA), conforme já vimos, é hoje considerado uma síndrome comportamental, e seu diagnóstico – realizado de maneira dimensional – engloba, em um mesmo conceito, pessoas com funcionalidades que variam entre próxima da normalidade até gravemente comprometida ao ponto de dificultar a independência e a autonomia individual. No adulto, e menos ainda no idoso, não tem sido tão estudado quanto o é na criança, o que dificulta seu diagnóstico. Como corresponde a um transtorno do desenvolvimento, é irreversível, e suas características acompanharão o indivíduo por toda a vida; porém, a despeito dos discursos ativistas que procuram vê-lo simplesmente enquanto um "modo de ser", essas fases – as maiores da vida – são pouco estudadas, razão pela qual encontramos escassa literatura a respeito.

Durante o processo evolutivo normal, a criança cresce e se desenvolve dentro de padrões esperados para qualquer indivíduo de nossa espécie, dirigindo-se para a fase adulta por volta dos 18 anos de vida; fase, esta, que é regulamentada pela estrutura social na qual esse indivíduo se insere.

No Brasil, civilmente, a Lei nº 10.406, de 10 de janeiro de 2002, do Código Civil Brasileiro em seu Art. 5º, considera que "a menoridade cessa aos 18 anos completos, quando a pessoa fica habilitada à prática de todos os atos da vida civil".[1] Essa pessoa torna-se então adulta, termo derivado do latim *adultus*, com o significado de crescido, desenvolvido, de indivíduo que atingiu a idade da razão.[2]

Dessa forma, podemos dizer que o indivíduo adulto é aquele que cresceu e se desenvolveu de corpo e mente, a ponto de ser capaz de cuidar da própria vida, estando, portanto, apto a gerenciar as rotinas do dia a dia, sua vida financeira, seu trabalho, seus desejos e sonhos. Essa autonomia física e mental lhe propicia discernir o momento em que deve trabalhar e ser responsável pelos compromissos da vida familiar e social, assim como os momentos em que pode cuidar de seu mundo próprio, estabelecendo significados e construindo seu projeto existencial.

A fase adulta da vida é, ou deveria ser, aquela em que o planejado e iniciado na adolescência torna-se real. Ser adulto é ter a capacidade de reconhecer as boas escolhas e seguir com elas ou reconhecer que foram ruins e ter a habilidade para mudá-las ou transformá-las. A vida adulta é solitária, e o indivíduo deve ser capaz de vivê-la sozinho, tanto no que se refere ao cotidiano com suas necessidades e exigências, como naquilo que se refere à vida emocional. O adulto deve ser autossuficiente econômica, social e emocionalmente, além de ter a capacidade de se compreender em termos de existência e de possibilidades. A vida é sempre própria enquanto significado de individualidade e especificidade e, portanto, qualquer mudança implica decisão e responsabilidade pessoal.[3]

Assim, o ser humano adulto é um ser sozinho, uma vez que a vida é significativa pelo que pode ser ou pelo que foi – muito mais do que pelo que é, constituindo-se em uma vida autêntica quando é consciente do significado da própria existência.[3]

Durante a adolescência, o indivíduo idealiza o que pretende ser quando adulto e começa a planejar como realizará seus desejos, escolhendo os primeiros caminhos a serem trilhados para que eles se tornem reais. É nesse momento que o indivíduo começa a criar um mundo próprio, estabelecendo relações consigo mesmo – o que pressupõe autoconsciência e autorrelação. Esse mundo próprio não se constitui somente enquanto experiência interior e subjetiva, mas é o que dá ao cotidiano uma perspectiva própria; ele surge a partir da aquisição das operações formais de pensamento (pensamento abstrato), que permitem a elaboração do projeto existencial e o consequente significado atribuído a coisas e pessoas.

A maturidade vai permitir que se avalie e se reconheça o caminho escolhido, bem como sua adequação, o que leva, em razão da própria flexibilidade mental, a ajustes e mudanças.

A escolha da vida profissional é a primeira e, talvez, a mais importante escolha do adolescente, pois irá determinar o tipo de vida que ele terá, bem como as escolhas que poderá fazer com base no estilo de vida e na capacidade econômica que a profissão lhe permitirá. A escolha de sua atividade profissional influenciará, também, no momento em que poderá sair da casa dos pais e na forma como isso ocorrerá, o que determinará sua autonomia e independência materiais.

Posteriormente, essa escolha profissional poderá influir (ou até mesmo determinar) na escolha do parceiro e no padrão de vida que poderá ter ao lado deste, bem como nos filhos que poderão advir dessa união.

Durante toda a fase de vida adulta as escolhas e os ajustes prosseguirão, de maneira que esse indivíduo se mantenha em homeostase, física e emocionalmente saudável, bem como financeiramente equilibrado. Ao final dessa fase adulta, ele passará a ser considerado idoso; no Brasil, a Lei nº 10.741 de 1º de outubro de 2003 dispõe sobre o Estatuto do Idoso, que, em seu Art. 1º, classifica como idosas as "pessoas com idade igual ou superior a 60 anos de vida".[4]

Os aspectos específicos referentes à vida laboral, sexual e familiar do idoso já foram abordados em outros capítulos desta obra, razão pela qual não os retomamos aqui.

O idoso é o indivíduo que caminha para o final da vida, avaliando o que já viveu e fazendo novas escolhas – uma vez que tempo e existência estão interligados, pois a vida se relaciona com o tempo que a limita e, simultaneamente, dá-lhe significado. Dessa forma, constitui-se um ser-para-a-morte (o mais importante dos propósitos) que define a resolutividade para com a finitude e confere unidade e completude ao próprio ser, visto que é a morte que dá significado à vida. Aceitar que somos "entes-para-a-morte" significa autenticidade, pois isso "define o existir enquanto limite".[3] É essa preparação para o término da existência que a velhice deve possibilitar.

Entretanto, com a modernidade, essa fase torna-se cada vez mais duradoura devido ao aumento da expectativa de vida, que, quanto mais extensa, mais acrescenta incapacidades ao indivíduo, diminuindo as possibilidades de que ele viva de maneira totalmente autônoma, embora busque mascarar e minimizar tal fato.

Mesmo assim, a Organização Pan-Americana de Saúde (OPAS) define envelhecimento como

> um processo sequencial, individual, acumulativo, irreversível, universal, não patológico, de deterioração de um organismo maduro, próprio a todos os membros de uma espécie, de maneira que o tempo o torne menos capaz de fazer frente ao estresse do meio ambiente e, portanto, aumente sua possibilidade de morte.[5]

Conforme o Ministério da Saúde brasileiro,

> [...] o envelhecimento pode ser compreendido como um processo natural, de diminuição progressiva da reserva funcional dos indivíduos – senescência –, o que, em condições normais, não costuma provocar qualquer problema. No entanto, em condições de sobrecarga como, por exemplo, doenças, acidentes e estresse emocional, pode ocasionar uma condição patológica que requeira assistência – senilidade. Cabe ressaltar que certas alterações decorrentes do processo de senescência podem ter seus efeitos minimizados pela assimilação de um estilo de vida mais ativo.[6]

Assim sendo, independentemente de seu desenvolvimento cognitivo, os idosos são acometidos por doenças crônicas não transmissíveis (DCNTs) – em estado permanente ou de longa permanência – que podem afetar a sua funcionalidade, sendo as mais comuns doenças cardiovasculares, neoplasias, diabetes melito e doenças respiratórias crônicas; condições, estas, que se manifestam de forma expressiva nas idades mais avançadas, sendo frequentemente associadas (comorbidades).

Dentro do grupo das pessoas idosas, os denominados "mais idosos, muito idosos ou idosos em velhice avançada" (com idade igual ou maior que 80 anos) vêm aumentando em número de forma muito acelerada, constituindo o segmento populacional que mais cresce e que compreende, hoje, 12,8% da população idosa e 1,1% da população total.[6]

Todos os elementos decorrentes e associados ao envelhecimento interferem na autonomia individual dos idosos, uma vez que a dependência para a realização das atividades da vida diária (AVD) tende a aumentar em cerca de 5% na faixa etária de 60 anos e em cerca de 50% aos 90 anos ou mais.

De maneira geral, espera-se que o idoso seja capaz de viver sozinho, porém isso só é possível se ele mantiver a saúde física e mental – embora, mesmo em um indivíduo saudável, o próprio processo de envelhecimento vá tornando-o incapaz de realizar sozinho algumas funções, incapacidade esta que aumenta quanto maior for a sua idade. A lentidão do corpo que envelhece é crescente e marcada, tornando as atividades que dependem de movimento e agilidade cada vez mais difíceis. Mesmo que o processo de envelhecimento seja retardado, o idoso, mesmo saudável, começa a se tornar dependente do outro para algumas ou várias atividades, sejam elas complexas ou simples.

Dessa forma, cabe-nos uma questão importante para este capítulo: como podemos pensar o processo de tornar-se adulto e de envelhecer para um indivíduo que, a princípio, já apresenta um déficit em seu desenvolvimento com prejuízo cognitivo?

COMO O INDIVÍDUO AUTISTA SE TORNA ADULTO E ENVELHECE?

O *Manual Diagnóstico e Estatístico de Transtornos Mentais* (DSM-5-TR) descreve os critérios diagnósticos para o TEA enquanto um déficit na comunicação e interação social associado a padrões restritos e repetitivos de comportamento, atividades e interesses. Os sintomas estão presentes desde o início do desenvolvimento e causam comprometimento significativo no desenvolvimento social e ocupacional, assim como em outras áreas de funcionamento.[7]

Conforme já citamos, as características que definem o autismo permanecem por toda a vida do indivíduo e, assim, o adulto ou idoso autista mantém o mesmo déficit da juventude na interação social e no relacionamento com o outro, de forma associada às alterações de linguagem e comportamento – este último, porém, torna-se cada vez mais restrito e repetitivo, com pequena flexibilidade e menores capacidades adaptativas.

Essas características podem ter sido trabalhadas ao longo da infância e da adolescência, com resultados mais ou menos significativos, dependendo da capacidade cognitiva do indivíduo, bem como de suas condições sociais. Temos, então, um adulto ou idoso com as mesmas características, restrições e dificuldades que apresentava enquanto criança, porém em uma fase da vida na qual ele deveria ser autossuficiente. É importante lembrar que, nessa população, observamos um número pequeno de portadores de inteligência normal, um fato enfatizado na real ligação entre autismo e deficiência intelectual, caracterizando a própria noção de um *continuum* autístico – ou "espectro autista" – em razão dessa variação de inteligência que ocasiona características sintomatológicas específicas e decorrentes desse perfil de desempenho.[8] Essas restrições, conforme já vimos, limitam seu desenvolvimento prévio, dificultando ou mesmo impedindo o estabelecimento de relacionamentos sociais duradouros que, habitualmente, durante o processo de envelhecimento, costumam se estabelecer enquanto sistemas naturais de suporte (por parte de filhos e descendentes).

DIAGNOSTICANDO O AUTISMO NA FASE ADULTA DA VIDA

O diagnóstico de TEA é realizado cada vez mais cedo, mas, na vida adulta, costuma ocorrer quando um adulto tem um filho que recebe o diagnóstico de autismo (ou outra perturbação do espectro) e as manifestações clínicas desse filho são reconhecidas como semelhantes àquelas que o próprio indivíduo apresentou na infância ou ainda manifesta no presente. Com isso, muitos adultos com história de dificuldades sociais e comportamentos "problemáticos" podem vir a receber esse diagnóstico após uma avaliação. Entretanto, tal diagnóstico deve ser visto com cautela, pois ele é muito difícil de ser estabelecido quando não é possível obter uma história pessoal do desenvolvimento e dos padrões sintomáticos precoces, bem como uma boa avaliação psiquiátrica e neuropsicológica dos pacientes, uma vez que a fluidez sintomatológica pode fazer com que o quadro se confunda com alguns transtornos de personalidade, como personalidade esquizoide ou esquizotípica.

Dificuldades com ausência de informação colateral (p. ex., relato dos pais inacessível ou registros médicos indisponíveis), bem como limitações de memória são dificuldades adicionais à realização desse diagnóstico, assim como as dificuldades na linguagem e na comunicação ou a deficiência intelectual, todas frequentemente associadas. Comorbidades psiquiátricas com apresentações atípicas podem ser, ainda, um outro fator a dificultar a obtenção dos dados da história pessoal por parte desses pacientes.

Tudo isso porque o diagnóstico do autismo se faz a partir da obtenção de uma história detalhada do desenvolvimento e de uma observação sistemática. Escalas ou entrevistas estruturadas, mesmo podendo ser utilizadas, não substituem um diagnóstico clínico que inclui avaliações de quociente de inteligência (QI) e comportamento adaptativo e, ainda, a avaliação e diferenciação entre manifestações características do TEA e psicopatologia comórbida, bem como de comportamentos "desafiantes" típicos ou atípicos do quadro.

Além de toda essa complexidade, a extensão que o conceito de autismo passou a ter atualmente, associada aos diagnósticos superficiais e embasados única e exclusivamente em critérios de caráter mecanicista, faz com que se estabeleça esse diagnóstico, muitas vezes, de maneira superficial.

Observamos,[9] ainda, uma importante variabilidade no curso clínico, considerando tanto os indivíduos como as suas diferentes faixas etárias, podendo-se perceber melhoria dos sintomas, em sua globalidade, ao longo do tempo. Tal melhoria é mais evidente no domínio dos comportamentos e interesses repetitivos e estereotipados, embora uma pequena minoria dos indivíduos possa apresentar agravamento dessa mesma sintomatologia. Os movimentos repetitivos parecem ser menos frequentes e graves com o aumento da idade, independentemente de gênero, comorbidade com deficiência intelectual ou tratamento psicofarmacológico, permanecendo mais estáveis os déficits na comunicação não verbal e na reciprocidade social.

Assim, nos indivíduos com menor comprometimento cognitivo, observamos também, enquanto dificuldade diagnóstica, a atenuação (e às vezes o desaparecimento) de comportamentos mais marcantes, como atividades repetitivas e interesses específicos, que podem se estruturar de maneira mais adaptada em razão da idade e dos processos de aprendizagem.

A título de exemplo, considerando-se a manifestação diversa dos quadros no que se refere à funcionalidade e à adaptação, apresentamos dois casos – provenientes de nossa atividade clínica – de indivíduos autistas adultos, um deles com inteligência normal e outro com deficiência intelectual.

Observando os dois adultos apresentados nesses casos, é fácil perceber as diferenças existentes entre ambos na mesma fase da vida. Frente a isso, vários fatores podem ser analisados, conforme discutido a seguir.

CASO I

Y., sexo masculino, 40 anos, casado, um filho, curso superior completo, totalmente independente quanto a trabalho, possui carteira de habilitação de motorista. Vem para consulta em razão de dificuldades familiares, principalmente no relacionamento com mulher e filho.

Trabalha em uma multinacional no setor operacional de tecnologia da informação (TI). Refere que, devido ao seu desempenho técnico, foi-lhe oferecido um cargo de chefia no qual permaneceu somente por um mês, retornando à posição anterior a pedido do seu superior em razão de dificuldades no relacionamento pessoal. Conta o fato sem ressentimento e diz preferir trabalhar sozinho em seus projetos, uma vez que não consegue relacionar-se com as pessoas, pois apresenta dificuldades em perceber exatamente o que elas estão lhe pedindo. Refere que sempre foi assim, preferindo ficar isolado a interagir com os outros, razão pela qual nunca teve amigos, contando que começou a namorar e casou-se muito mais porque esse era o desejo de sua atual esposa do que por ter algum projeto pessoal relativo ao fato, mas que não imaginava que teria que alterar, de maneira substancial, sua vida pessoal.

Sua vida em família se caracteriza por gostar mais de ficar no trabalho, escolhendo ficar sozinho em casa. Pouco fica com o filho de 4 anos, pois "ele não gosta de brincar comigo, com meus jogos de computador". Não tem amigos, não gosta de reuniões sociais e só vai a alguma quando a esposa insiste muito, não gostando de receber e nem de fazer visitas.

Sua esposa reclama da vida sexual do casal, dizendo ser insatisfatória, ao que ele responde afirmando que "segue todos os passos de uma relação sexual normal".

Mesmo quando não vai ao trabalho, realiza autocuidado, veste-se sempre com o mesmo estilo de roupa, sem variações. Não gosta de variar o cardápio alimentar nem de conhecer lugares ou comidas diferentes.

A casa é administrada pela esposa, embora ele pague as contas com o provento de seu trabalho.

COMENTÁRIOS: O diagnóstico de TEA foi realizado considerando-se que a sintomatologia parece ter existido sempre na história de vida do paciente, observando-se um isolamento social com dificuldades relacionais marcadas que incluem não conseguir participar da vida do filho de 4 anos que, segundo ele, não consegue se divertir com os mesmos jogos informatizados que ele. O indivíduo demonstra, portanto, um déficit na teoria da mente, que o leva a não perceber do que o filho gosta, o que pensa e sente. Paralelamente, observa-se o descrito por Kanner como "tendência à mesmice", com rigidez de pensamento e de atividade observada na imutabilidade ao se vestir, se alimentar e viver, partilhando com outras pessoas alguns interesses. Quando questionado sobre sua vida sexual, ele esclarece que segue "todos os passos teóricos necessários para uma vida sexual normal".

O fato de ter curso superior e ter sido promovido de cargo permite inferirmos uma possível inteligência normal, uma vez que o indivíduo não foi testado psicometricamente. Sua dificuldade adaptativa ao novo ambiente faz com que sua chefia peça-lhe que volte, após um mês, ao cargo anterior, o que ele faz sem qualquer tipo de reclamação.

Podemos observar que, a despeito das dificuldades observadas principalmente em nível familiar, a adaptação social desse indivíduo é bastante satisfatória em razão de seu próprio desenvolvimento cognitivo.

CASO II

Z., sexo masculino, 30 anos, mora com a mãe de 63 anos, não alfabetizado.

Consegue se alimentar sozinho quando servido, porém, para as demais atividades, incluindo ir ao banheiro e tomar banho, demanda ajuda.

Não tem atividade profissional e recebe Benefício de Prestação Continuada (BPC – LOAS).[10]*

Mora com a mãe e vai ao Centro de Apoio Psicossocial (CAPS) três vezes na semana pela manhã para participar de atividades em grupo, indo acompanhado pela mãe em um veículo da prefeitura. Em casa, alterna entre procurar sempre as mesmas músicas no celular (interesses específicos), andar pela casa e comer de maneira indiscriminada e incontrolável (déficit no controle dos impulsos e da função executiva). Em algumas ocasiões, fica muito agitado com gritos e estereotipias (alterações na motilidade). Demora a dormir e apresenta sono agitado. Tem um irmão do outro casamento do pai com quem tem pouco contato, assim como com o pai.

---

* LOAS (LEI ORGÂNICA DA ASSISTÊNCIA SOCIAL) – Lei nº 8.742, de 7 de dezembro de 1993, trata da Política de Seguridade Social não contributiva, que provê os mínimos sociais e é realizada por meio de um conjunto integrado de ações de iniciativa pública e da sociedade, para garantir o atendimento às necessidades básicas. Em seu Art. 2º, estabelece "a garantia de 1 (um) salário-mínimo de benefício mensal à pessoa com deficiência e ao idoso que comprovem não possuir meios de prover a própria manutenção ou de tê-la provida por sua família".

> Observam-se episódios de autoestimulação genital (atividades repetitivas, sem significado), sem crítica de local, de momento ou de estar só.
>
> Não fala nem se comunica gestualmente, somente puxa o outro levando-o para onde está aquilo que deseja, mas não aponta nem sinaliza (ausência de linguagem expressiva oral ou gestual). Gosta de ouvir música no telefone celular, em geral sempre a mesma, de maneira perseverativa e estereotipada. Não realiza nenhuma tarefa doméstica simples (dependente em AVD e em atividades de vida prática). No CAPS, faz caminhadas, atividades com pintura, jogos de encaixe simples e culinária também simples, sempre sob supervisão.
>
> Não tem noção do que é dinheiro e nem de sua utilidade.
>
> **COMENTÁRIOS:** O diagnóstico de TEA foi realizado considerando-se que a sintomatologia existiu em toda a história de vida do paciente, sendo caracterizada por isolamento social; linguagem sem função comunicativa (não fala, usa o outro como objeto, não apresenta linguagem gestual e mostra pouca intenção comunicativa); "tendência à mesmice" com atividades repetitivas e perseverativas que incluem estereotipias de movimento, agitação, autoestimulação frequente e sem crítica.
>
> Seu grande prejuízo cognitivo interfere diretamente em sua vida, dificultando sua independência, autonomia e adaptação.

A VIDA CIVIL

PESSOAS AUTISTAS COM DEFICIÊNCIA INTELECTUAL EM QUALQUER NÍVEL

O primeiro fator a ser pensado – e motivo de preocupação constante para pais e familiares – é que o crescimento de um filho é acompanhado pelo envelhecimento e pela morte dos pais, que são (ou deveriam ser) seus principais cuidadores, sendo também responsáveis pelo sistema de suporte na vida desse filho. Para o filho autista com deficiência intelectual, a presença dos pais enquanto cuidadores e sistemas de suporte é mais difícil na idade adulta e não se mantém na velhice pela limitação ocasionada pela morte destes. Assim, demandam-se outras estruturas, na forma de outra pessoa ou instituição responsável que garanta a vida desse indivíduo autista de forma segura e digna.

Tal fato nos remete ao Capítulo 13 deste livro, que se refere às residências protegidas, sistemas de suporte destinados à permanência de pessoas que não possuem condições de vida autônoma, sendo, por isso, consideradas incapazes. Ressalta-se, no entanto, que esses sistemas residenciais são praticamente inexistentes em nosso país; os poucos exemplos que conhecemos são decorrentes de iniciativas familiares e pessoais e, como consequência, não acessíveis à maior parte da população afetada.

A Lei nº 10.406 do Código Civil Brasileiro, de 10 de janeiro de 2002, define a incapacidade civil como:[1]

> Art. 4º – São incapazes, relativamente a certos atos ou a maneira de exercê-los:
>
> • III – aqueles que, por causa transitória ou permanente, não puderem exprimir sua vontade.

A Lei nº 12.764, de 27 de dezembro de 2012, que institui a Política Nacional de Proteção dos Direitos da Pessoa com Transtorno do Espectro Autista, estabelece no Art. 2º que "a pessoa com transtorno do espectro autista é considerada pessoa com deficiência, para todos os efeitos legais".[11]

Quanto à responsabilidade civil, o indivíduo adulto autista com deficiência intelectual é considerado incapaz perante a lei e, consequentemente, para sua proteção, deve ser realizado processo de curatela, que é o instrumento jurídico previsto no Código Civil Brasileiro enquanto forma de representação das pessoas incapazes para os atos civis.

O Art. 1.767 do Código Civil[12] determina que são sujeitos à curatela "aqueles que, por causa transitória ou permanente, não puderem exprimir sua vontade" e remete à Lei nº 13.146 (Lei Brasileira de Inclusão da Pessoa com Deficiência) que, em seu Art. 2º,

> [...] considera pessoa com deficiência aquela que tem impedimento de longo prazo de natureza física, mental, intelectual ou sensorial, o qual, em interação com uma ou mais barreiras, pode obstruir sua participação plena e efetiva na sociedade em igualdade de condições com as demais pessoas.[13]

Considerando-se essa legislação, e mediante ação judicial, o juiz nomeia um curador: um representante legal que tem por finalidade praticar atos relativos à pessoa e aos bens do curatelado (pessoa incapaz). Em casos de autismo associado à deficiência intelectual, geralmente o curador é o pai ou a mãe e, na impossibilidade destes, o descendente mais próximo e mais apto. Na falta dessas pessoas, a escolha do curador é realizada pelo próprio juiz para que a pessoa seja cuidada e protegida.

PESSOAS AUTISTAS COM INTELIGÊNCIA NORMAL

O autista sem deficiência intelectual é, perante a lei, um indivíduo considerado capaz ao completar 18 anos de vida. Consequentemente, para ele, a perda dos pais representará, provavelmente, as mesmas dificuldades quando comparado a um indivíduo típico, embora um diferencial possa vir a ser observado na representação de seus sentimentos. Entretanto, não se caracteriza a dependência em relação à vida civil.

Pensando-se exclusivamente na questão legal, podemos descrever outro caso de nossa experiência cotidiana que apresenta as consequências legais e objetivas do fato acima.

CASO III

T., sexo masculino, branco, 38 anos, casado há quatro anos, sem filhos, formado em administração de empresas, vem sem acompanhante para avaliação pericial.

Foi aprovado na prova de conhecimentos para o cargo de fiscal administrativo e vem para a perícia médica de ingresso. Quando se inscreveu no concurso, declarou-se deficiente, sendo a deficiência o autismo. Traz uma declaração médica constando que ele é portador do código F84 da *Classificação Estatística Internacional de Doenças e Problemas Relacionados com a Saúde* (CID), sem qualquer outra descrição do quadro clínico.

O exame clínico pericial de ingresso exige a constatação da deficiência por ele declarada para que ingresse no sistema de cotas como deficiente.

À anamnese, ele refere que trabalha no setor administrativo de uma empresa privada há cinco anos e nunca teve problemas em relação ao trabalho, embora não goste de ter "gente por perto", preferindo ficar isolado em seu setor. Seu discurso é coerente e segue uma linha cronológica, diz que tem uma vida financeira estável e que, até o momento, ele e sua esposa não desejam ter filhos. Conta que tem dificuldade em se relacionar com os outros, não gosta de conviver em grupo e quando precisa fazer qualquer atividade que inclua outras pessoas se sente muito incomodado.

COMENTÁRIOS: Considerando-se a questão pericial, o papel do médico perito é constatar a deficiência declarada, sem questionar o diagnóstico realizado anteriormente pelo outro colega. Assim, a pergunta em questão passa a ser esta: qual a deficiência constatada nesse quadro clínico?

Presume-se que o periciando apresente inteligência normal, uma vez que possui formação superior e foi aprovado no concurso.

Não mostra, à avaliação do perito, qualquer alteração de linguagem ou prejuízo na comunicação, visto que se apresenta sozinho para perícia e responde de maneira adequada a todas as questões.

Não descreve prejuízo adaptativo considerável, visto possuir vida conjugal e referir não ter problemas nela ou no trabalho, a não ser a preferência por ficar sozinho, o que não prejudica sua atividade profissional ou familiar.

Considerando a declaração médica prévia de ser portador de F84, deve ser considerado deficiente e, com isso, ser incluído na lei de cotas?

A Lei nº 12.764, de 27 de dezembro de 2012, que institui a Política Nacional de Proteção dos Direitos da Pessoa com Transtorno do Espectro Autista, estabelece que:[11]

> § 1º Para os efeitos desta Lei, é considerada pessoa com transtorno do espectro autista aquela portadora de síndrome clínica caracterizada na forma dos seguintes incisos I ou II:
>
> I – deficiência persistente e clinicamente significativa da comunicação e da interação sociais, manifestada por deficiência marcada de comunicação verbal e não verbal usada para interação social; ausência de reciprocidade social; falência em desenvolver e manter relações apropriadas ao seu nível de desenvolvimento;
>
> II – padrões restritivos e repetitivos de comportamentos, interesses e atividades, manifestados por comportamentos motores ou verbais estereotipados ou por comportamentos sensoriais incomuns; excessiva aderência a rotinas e padrões de comportamento ritualizados; interesses restritos e fixos.
>
> § 2º A pessoa com transtorno do espectro autista é considerada pessoa com deficiência, para todos os efeitos legais.[11]

Com base na lei recém-descrita e na perícia médica realizada, o periciando citado não pode ser classificado como deficiente, o que traz à tona uma questão importante decorrente da extensão e da flexibilidade do diagnóstico, bem como da ausência de marcadores biológicos para o quadro. Resta-nos, então, pensar o problema dentro de sua própria conceituação conforme o DSM-5-TR,[7] que refere – quanto às suas limitações para uso legal ou forense – que "[...] pode não haver concordância perfeita entre as questões de interesse da justiça e as informações contidas em um diagnóstico clínico", sugerindo que sejam utilizadas informações adicionais que incluam dados referentes a prejuízos funcionais e ao modo como esses prejuízos afetam as aptidões específicas em questão. É depreendido que esse diagnóstico, por si só, não pressupõe obrigatoriamente um nível específico de prejuízo ou incapacitação, fundamental, a nosso ver, para a utilização do sistema de cotas adotado em nosso país.

Assim, nos valendo do próprio DSM-5-TR,[7] temos que partir da seguinte premissa:

> [...] transtornos mentais estão frequentemente associados a sofrimento ou incapacidade significativos que afetam atividades sociais, profissionais e outras atividades importantes. Uma resposta esperada ou aprovada culturalmente a um estressor ou perda comum não constitui um transtorno mental. Desvios sociais de comportamento e conflitos que são basicamente referentes ao indivíduo e à sociedade não são transtornos mentais a menos que o desvio ou conflito seja o resultado de uma disfunção do indivíduo, conforme descrito.[7]

Dessa forma, a mera descrição sintomatológica, quando dissociada de prejuízo adaptativo, questiona o próprio diagnóstico meramente descritivo. No caso recém-citado isso fica evidente, uma vez que o diagnóstico médico apresentado foi provavelmente estruturado somente em relação a uma dificuldade social que não acarreta prejuízo adaptativo, não constituindo um motivo para a sua qualificação enquanto deficiente. Além disso, não existem outros dados (p. ex., um estudo neuropsicológico que, mesmo não qualificando o fato, trouxesse mais dados para raciocínio) que justifiquem a sua inclusão enquanto deficiente. Isso porque, pensando evolutivamente, um bom critério para a separação entre normal e patológico consiste na inadaptação biológica – ou seja, na ideia de que os sintomas devem provocar mal-estar ou deterioração nas atividades cotidianas –, fato não observado no quadro descrito.

Esse cuidado diagnóstico parece-nos de fundamental importância quando pensamos o indivíduo autista adulto em todas as suas possibilidades e limites, mas tem principal relevância nos problemas legais do diagnóstico, que não deve ser estabelecido de maneira superficial ou leviana, como vem sendo realizado na maior parte das vezes.

COMORBIDADES

Falamos em comorbidade quando duas doenças ocorrem simultaneamente, ou seja, quando ocorrem duas ou mais doenças em um mesmo paciente ao mesmo tempo. Podemos dizer que as comorbidades são *patogênicas* quando etiologicamente relacionadas, *diagnósticas* quando as manifestações da doença associada forem similares à doença primária, e *prognósticas* quando uma doença predispõe o paciente ao desenvolvimento de outras. Em relação ao autismo, a frequência de comorbidades é grande (talvez pela própria abrangência atual do conceito), chegando a se sugerir que um novo campo de estudo seja caracterizado enquanto autismo e comorbidades.[14]

COMORBIDADES NÃO PSIQUIÁTRICAS

Os estudos referentes ao indivíduo autista adulto são escassos, conforme já referimos, e por isso não foram localizados trabalhos específicos referentes ao tema das comorbidades não psiquiátricas no indivíduo autista adulto.

Entretanto, conforme também já mencionamos, as DCNTs começam a se manifestar nos adultos e se intensificam nos idosos, acelerando o processo de desgaste do corpo físico em seu mecanismo próprio do envelhecer. As DCNTs mais comuns são as doenças cardiovasculares, neoplasias, diabetes melito e doenças respiratórias crônicas. Nesse sentido, podemos relatar – com base somente em nossa observação clínica – que se faz necessária a presença de sintomatologia mais expressiva para seu diagnóstico, sendo este mais tardio, o que pode alterar o prognóstico de maneira negativa.

Os indivíduos autistas com inteligência normal, ao apresentarem sintomas de uma doença qualquer conseguem percebê-los e descrevê-los no curso da própria doença, podendo então ser tratados adequadamente, embora o prejuízo na percepção de si mesmo possa existir com alterações, inclusive, no que se refere à sensibilidade dolorosa.[15] Dessa forma, nem sempre o tempo entre o estabelecimento do diagnóstico e do prognóstico será igual ao observado em um indivíduo sem autismo. Da mesma forma, a projeção de futuro realizada de maneira diversa da normal pode alterar os cuidados necessários próprios ao controle dessas eventuais comorbidades.

Indivíduos autistas com deficiência intelectual associada que apresentam sintomas de uma doença qualquer terão dificuldade em percebê-los e descrevê-los, dependendo de sua limitação cognitiva; esta, dependendo da intensidade, pode fazer com que o mal-estar físico se manifeste como alterações de conduta de tipo externalizante. Isso demanda do clínico um maior conhecimento do paciente, bem como uma maior acurácia em seu exame, visando não aumentar indiscriminadamente os medicamentos destinados ao seu controle comportamental, sob o risco de perder a dimensão de eventuais problemas físicos específicos (p. ex., síndromes dolorosas). Dessa maneira, quanto maior for o comprometimento cognitivo do paciente, maior será a dificuldade para que um diagnóstico clínico acurado seja feito, o que pode influenciar diretamente no prognóstico e, por conseguinte, no tratamento – que consistirá, na maioria das vezes, em permanecer sob a responsabilidade de um terceiro.

COMORBIDADES PSIQUIÁTRICAS

O diagnóstico de comorbidades psiquiátricas em indivíduos com TEA costuma ser difícil devido à sua dificuldade em perceber e descrever o que sentem e pensam, além da presença de alterações na comunicação verbal e tendência para interpretações literais, ambas características do quadro.

Vários fatores aumentam o risco de comorbidade em indivíduos com autismo, tais como dificuldades de comunicação, acontecimentos da vida (como a perda de entes queridos), solidão (associada à rejeição pelos pares) e baixa autoestima (frequentemente relacionada com agressões verbais ou *bullying*). Quanto menor for o seu prejuízo cognitivo, maior será a percepção do indivíduo sobre suas dificuldades na interação social, percepção essa preditora de aumento dos sintomas de caráter ansioso e depressivo.

No TEA, as comorbidades – sejam elas genéticas ou ambientais – são detectadas em cerca de 20% dos indivíduos em amostras não selecionadas, com diferentes fatores a ele associados, sejam de caráter de exposição pré-natal a teratógenos, complicações pré-natais como prematuridade, anóxia e infecções ou outros quadros, bem como síndromes genéticas cromossômicas ou gênicas. A maior comorbidade é representada pelas síndromes genéticas,[16] fato esse reconhecido há longo tempo devido à taxa de herdabilidade em torno de 52%.[17]

Para Matson e Goldin,[14] as comorbidades mais encontradas na literatura referem-se a quatro categorias referentes: (1) condições físicas, (2) condições mentais, (3) comportamentos desafiadores e (4) deficiência intelectual; esta última é a mais importante dentre as categorias, sendo muitas vezes associada aos transtornos de linguagem. Dentre as condições mentais, os mesmos autores citam o transtorno de déficit de atenção/hiperatividade (TDAH), os transtornos de sono, a ansiedade e o comportamento infrator.

Soke e colaboradores[18] referem, enquanto principais comorbidades, a deficiência intelectual, o TDAH, a regressão no desenvolvimento, problemas comportamentais e de sono, dificuldades de processamento sensorial e condições genéticas (na forma de diferentes síndromes de herança monogênica ou não). De acordo com os autores,[18] grande parte dos estudos apresenta limitações metodológicas importantes, tais como o uso de amostras clínicas que podem não ser representativas de TEA, a utilização de informações parentais somente para o diagnóstico do TEA e das comorbidades, o não ajuste das populações estudadas no que se refere à sua idade e grau de desenvolvimento, a má descrição das coocorrências. Assim, os autores referem que o estudo das eventuais comorbidades deve ser realizado de forma cuidadosa, reportando dados referentes a 1.874 crianças de 4 a 8 anos de idade e citando que a ocorrência das comorbidades aumenta ou diminui conforme a idade da primeira avaliação, embora considerando-as extremamente comuns no TEA, as quais podem estender-se de alterações genéticas e deficiência intelectual a diferentes tipos de alterações comportamentais (p. ex., sono, agressividade, controle de impulsos), quadros psicopatológicos específicos como transtornos de humor, deficiência intelectual, etc. Mostram, assim, uma grande variabilidade e uma extrema inespecificidade dos conceitos e das associações, cabendo-se pensar nosologicamente – agrupando-se a maior quantidade de sintomas e sinais em uma mesma entidade clínica para evitar a usual e simples somatória de comportamentos observados como se cada um deles constituísse um quadro clínico diferente.

Doshi-Velez e colaboradores[19] referem, enquanto comorbidades: (1) epilepsia (com prevalência de 77,5%); (2) alterações em multissistemas, incluindo o gastrintestinal (com prevalência de 24,3%, observando-se correlação positiva com as convulsões) e o auditivo assim como infecções (prevalência de 87,8%); e (3) alterações psiquiátricas (com prevalência de 33% sem correlação com os quadros epiléticos).

Belardinelli e colaboradores[20] referem que as comorbidades são frequentemente associadas ao TEA com graves déficits, sendo responsáveis por mudanças no comportamento dos afetados com sobreposição de sintomatologia. Eles mencionam, enquanto quadros psiquiátricos mais importantes, os comportamentos auto e heteroagressivos, transtorno obsessivo-compulsivo (TOC), TDAH, tiques e síndrome de Tourette, depressão e mania, ansiedade, transtornos alimentares, psicoses e quadros catatônicos.

Uma pesquisa realizada em Barueri, São Paulo, revelou a presença de comorbidades em 22 dos 105 alunos com diagnóstico de TEA participantes. Dentre eles, cinco apresentavam epilepsia, 10 apresentavam suspeita de quadros genéticos associados e dois apresentavam deficiência intelectual isolada; amaurose, hipercolesterolemia, malformações cerebrais e encefalopatia crônica tiveram o registro de um caso em cada categoria.[16]

A deficiência intelectual associa-se frequentemente aos quadros de TEA, sendo um dos fatores que pioram o seu prognóstico. Assim, antes de pensar nele enquanto comorbidade, é necessário cogitar a possibilidade de a deficiência intelectual ser o quadro de base, com o prejuízo adaptativo na área da sociabilidade sendo decorrente do prejuízo cognitivo que impede a construção de estratégias sociais adaptativas.

Dessa forma, a maior frequência de outros transtornos psiquiátricos que se associam ao TEA no decorrer da vida também faz com que a adultícia e o envelhecimento do paciente sejam mais difíceis, demandando maiores e mais específicos sistemas de apoio.

Por todas essas considerações, o autismo na idade adulta e na velhice é mais do que um quadro simples; pelo contrário, é um fenômeno que traz dificuldades adaptativas marcadas e que demanda mecanismos de suporte bastante específicos. Deve, portanto, ser pensado enquanto um quadro multifacetado que envolve aspectos biológicos, psicológicos, sociais e legais que se imbricam e demandam necessidades e cuidados específicos – sendo estes, no mais das vezes, negligenciados ou abordados de forma romântica, inadequada, não prática e pouco específica.

REFERÊNCIAS

1. Brasil. Presidência da República. Lei nº 10.406, de 10 de janeiro de 2002. Brasília: DOU; 2002.

2. Cunha AG. Dicionário etimológico Nova Fronteira da língua portuguesa. 2. ed. Rio de Janeiro: Nova Fronteira; 2001.

3. Reynolds J. Heidegger e a analítica existencial. In: Existencialismo. Rio de Janeiro: Vozes; 2014.

4. Brasil. Presidência da República. Estatuto do idoso: lei n° 10.741, de 1º de outubro de 2003. Brasília: DOU; 2003.

5. Organización Panamericana de la alud. Guía clínica para atención primaria a las personas mayores. 3. ed. Washington: OPAS; 2003.

6. Brasil. Ministério da Saúde. Envelhecimento e saúde da pessoa. Brasília: MS; 2006. (Cadernos de Atenção Básica; 19).

7. American Psychiatric Association. Manual diagnóstico e estatístico de transtornos mentais: DSM-5-TR. 5.ed. rev. Porto Alegre: Artmed; 2023.

8. Assumpção FB. Autismo infantil. Rev Bras Psiquiatr. 2000;22(2):37-39.

9. Ramos J, Xavier S, Morins M. Perturbações do espectro do autismo. PsiLogos. 2012;10(2):9-23.

10. Brasil. Presidência da República. Lei nº 8.742, de dezembro de 1993. Brasília: DOU; 1993.

11. Brasil. Presidência da República. Lei n° 12.764, de 27 de dezembro de 2012. Brasília: DOU; 2012.

12. Brasil. Presidência da República. Lei nº 10.406, de 10 de janeiro de 2002. Art. 1.767. Brasília: DOU; 2002.

13. Brasil. Presidência da República. Lei n° 13.146, de 6 de julho de 2005. Brasília: DOU; 2005.

14. Matson JL, Goldin R. Comorbidity and autism: trends, topics and future directions. Rev Autism Spect Dis. 2013;7:1228-33.

15. Assumpção Jr FB, Tarelho L. Percepção dolorosa e autismo infantil. In: Assumpção Jr FB, Kuczynski E. Autismo infantil: novas tendências e perspectivas. Rio de Janeiro: Atheneu; 2015.

16. Garcia AHC, Viveiros MM, Scwartzman JS, Brunoni D. Transtornos do espectro do autismo: avaliação e comorbidades em alunos de Barueri, São Paulo. Psicologia: Teoria e Prática. 2016;18(1):166-77.

17. Gaugler T, Klei L, Sanders SJ, Bodea CA, Goldberg AP, Lee AB, et al. Most genetic risk for autism resides with common variation. Nat Genet. 2014;46(8):881-5.

18. Soke GN, Maenner MJ, Christensen D, Kurzius-Spencer M, Schieve LA. Prevalence of co-occurring medical and behavioral conditions/Symptoms among 4- and 8-year-old children with autism spectrum disorder in selected areas of the United States in 2010. J Autism Dev Disord. 2018;48(8):2663-76.

19. Doshi-Velez F, Ge Y, Kohane I. Comorbidity clusters in autism spectrum disorders: an electronic health record time-series analysis. Pediatrics. 2014;133(1):e54-63.

20. Belardinelli C, Raza M, Taneli T. Comorbid behavioral problems and psychiatric disorders in autism spectrum disorders. J Child Dev Disord. 2016;2(2):11-9.

ÍNDICE

As letras *f* e *q* indicam, respectivamente, figuras e quadros.

A

Adulto e idoso autistas
   perspectivas, 176-194
      adulto, 180
      comorbidades, 190
         não psiquiátricas, 190
         psiquiátricas, 191
      diagnosticando, 181
      idoso, 180
      vida civil, 185
         deficiência intelectual em qualquer nível, 185
         inteligência normal, 187
Autismo
   abordagem multidisciplinar no 143-158
      importância da intervenção multidisciplinar precoce, 145
      vida adulta, 150
   caracterização do autismo, 35-50
      CID-10, 38q-39q
      comunicação prejudicada, 37
      diagnóstico, 36
      diagnóstico diferencial, 44
         anancástico, 46
         deficiência intelectual, 46
         esquizofrenia, 44
         esquizoide, 44
         esquizotípica, 44
         sobreposição fenomenológica, 45f
         transtorno da personalidade paranoide, 44
         transtorno de ansiedade social, 44
         transtorno de déficit de atenção e hiperatividade, 47
         transtorno de personalidade compulsivo, 46
         transtorno obsessivo-compulsivo, 46
         transtornos da personalidade, 44
      distúrbios da interação social, 36
      DSM-5, 38q-39q
      instrumentos de triagem, 41
      interesses limitados, 37
      manifestações, 36
      padrões de comportamento repetitivos, 37
      processo diagnóstico em etapas, 43q
      termo "transtorno do espectro autista", 37
   conceito hoje, 18
   consequências, 13
   continuum autístico, 15q-16q
   DSM-5, 20q
   DSM-III-R, 12q
   DSM-IV-TR, 17q
   em adultos, 1-7
   evolução do conceito, 8-25
   níveis de gravidade do transtorno do espectro autista, 22q
   origens, 9
   tipos de transtornos abrangentes de desenvolvimento, 19q
Autista adulto
   aspectos cognitivos do, 51-62
      alterações no processamento de informações, 54
      alterações sensoriais, 60
      autonomia, 59
      coerência central, 57
      desenvolvimento afetivo-sexual, 59
      funções executivas, 56
      habilidades sociais, 57
      ilhas de habilidades, 60
      interações, 59
      linguagem, 55
      nível de inteligência, 55
   aspectos da personalidade do, 63-74

gênese das alterações psicológicas, 69
padrões atípicos de pensar, 66
padrões atípicos de se comportar, 66
padrões atípicos de sentir, 66
psicodiagnóstico de Rorschach, 71
terapêutica comportamental, 116-128
terapêutica psicofarmacológica, 104-115
   adultos idosos, 112
   condições não psiquiátricas, 110
   fluxograma para um algoritmo de psicofarmacologia, 108f
   recomendações do Maudsley Hospital National Autism Service, 111q
   transtornos mentais concorrentes, 107
   tratamento farmacológico dos sintomas-alvo, 107

E

Epidemiologia, 26-34
   condições investigadas como possíveis fatores de risco, 33q
   curso de vida, 32
   descritiva, 29
   estudos de causalidade, 31
   fatores que interferem nas estimativas de prevalência, 28
   mudanças no conceito ao longo do tempo, 27
   síntese da variação das estimativas de prevalência, 30t

F

Família, 129-142
   características de personalidade, 132
   estresse familiar, 136
   fatores emocionais, 136
   impactos nos aspectos conjugais, 138
   instrumentos de avaliação do fenótipo ampliado, 135q

I

Idoso autista ver Adulto e idoso autistas
Inclusão profissional, 75-87
   espectro autista e impactos, 78
   identidade, 76
   inclusão no mercado de trabalho, 80
   métodos e programas de inclusão no Brasil, 83
   neurodiversidade, 81
   trabalho, 76

P

Psiquiatra generalista, 1-7

R

Residência protegida, 159-175, 161
   aspectos arquitetônicos relevantes, 169
   aspectos físicos e funcionais, 170
   apartamentos modulares, 170
   auxiliares de cozinha, 173
   auxiliares de limpeza, 173
   cozinha compartilhada, 170
   cuidadores, 173
   espaço para atividades físicas, 172
   estrutura física dos apartamentos modulares, 172f
   horta, 172
   jardim, 172
   jardineiro, 173
   lavanderia compartilhada, 170
   nutricionista, 173
   pessoal administrativo, 173
   portaria, 172
   porteiro, 173
   psicólogo, 173
   sala de administração, 172
   sala de orientação, 172
   setorização dos espaços, 171f
   terapeuta ocupacional, 173
   vestiários, 172
   conforto ambiental, 167
   cores, 168
   materialidade aplicada, 165
      paredes, 166
      pisos, 166
      portas e janelas, 167
      tetos, 166
   organização do espaço, 168
   previsibilidade do espaço, 168
   relação dos sentidos e o espaço, 162
      pirâmide de Maslow, 163f
      sistema auditivo, 165
      sistema básico de orientação, 164
      sistema hepático, 164
      sistema paladar-olfato, 164
      sistema visual, 165

S

Sexualidade, 88-103
   aspectos biológicos, 91
   aspectos psicológicos, 92
   aspectos sociais, 94
   conduta sexual e nível de gravidade nos quadros, 99q-100q
   questão da conduta, 96